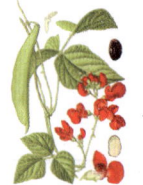

（明）李时珍 著

矫浩然 主编

《本草纲目》随身查

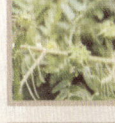
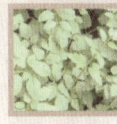
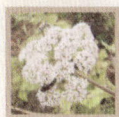

天津出版传媒集团

天津科学技术出版社

图书在版编目（CIP）数据

《本草纲目》随身查 /（明）李时珍著；矫浩然主编.
—天津：天津科学技术出版社，2013.8（2024.4 重印）
 ISBN 978-7-5308-8309-9

Ⅰ.①本… Ⅱ.①李…②矫… Ⅲ.①《本草纲目》
Ⅳ.① R281.3

中国版本图书馆 CIP 数据核字（2013）第 206075 号

《本草纲目》随身查
BENCAOGANGMU SUISHENCHA

策划编辑：	杨 譞
责任编辑：	孟祥刚
责任印制：	刘 彤
出　　版：	天津出版传媒集团 天津科学技术出版社
地　　址：	天津市西康路 35 号
邮　　编：	300051
电　　话：	（022）23332490
网　　址：	www.tjkjcbs.com.cn
发　　行：	新华书店经销
印　　刷：	鑫海达（天津）印务有限公司

开本 880×1 230 1/64 印张 5 字数 128 000
2024 年 4 月第 1 版第 2 次印刷
定价：58.00 元

前言

《本草纲目》由明朝伟大的医药学家李时珍为修改古代医书中的错误而编,他以毕生精力,亲历实践,广收博采,对本草学进行了全面地整理和总结,历时29年编写完成。《本草纲目》共52卷,190多万字,记载了1892种药物、11096个药方,1160多幅图。全书分16部、60类,这种分类法,已经过渡到按自然演化的系统来进行了。对植物的科学分类,要比瑞典的分类学家林奈早200年。每种药物分列释名(确定名称)、集解(叙述产地)、正误(更正过去文献的错误)、修治(炮制方法)、气味、主治、发明(前三项指分析药物的功能)、附方(收集民间流传的药方)等项。

《本草纲目》是一部集16世纪以前中国本草学之大成的药典,对我国近代药物学的发展有着不可估量的推动作用,在世界范围内也有着极佳的声誉,被誉为"东方药物巨典"。

《本草纲目》不仅是一部药物学巨著,它还广泛涉及生物学、矿物学、化学、环境与生物、遗传与变异等诸多科学领域,可谓包罗万象,

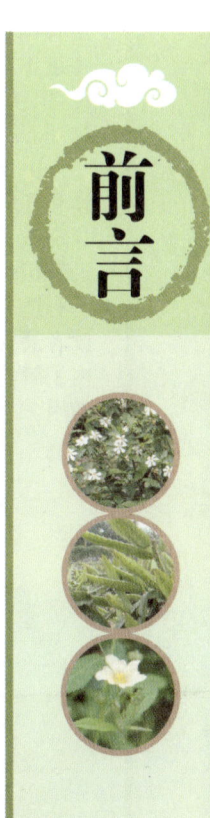

是我国古代一部伟大的百科全书。李建元曾在《进本草纲目疏》中指出:"上自坟典、下至传奇,凡有相关,靡不收采,虽命医书,实该物理。"

　　由于《本草纲目》原书卷帙浩繁,现代人阅读和理解起来存在一定困难,我们特地为读者量身定做了《〈本草纲目〉随身查》。本书选取了近300种药材,几乎囊括了古书《本草纲目》中所有适合现代人养生保健的药方,翔实严谨地为读者展现了古书的精华,力图使读者在最短时间内了解博大精深的中医养生文化,以便读者随查随用。

目录

草 部

甘草	2
黄芪	4
人参	6
沙参	9
桔梗	9
黄精	11
萎蕤	12
知母	13
肉苁蓉	14
赤箭	15
术（白术）	16
苍术	18
狗脊	20
远志	21
淫羊藿	22
地榆	23
仙茅	24
玄参	25
丹参	26
紫草	27
白头翁	28
白及	29
三七	30
秦艽	31
黄连	32
胡黄连	34
黄芩	36
柴胡	38
防风	39
独活	40
升麻	41
苦参	42
徐长卿	43
贝母	44
山慈菇	45
白茅	46
细辛	47
白薇	48
当归	49
白前	51
芎藭	52
蛇床	53
藁本	54
白芷	55
姜黄	56
牡丹	57
木香	58
高良姜	60
郁金	61
补骨脂	62
益智子	64

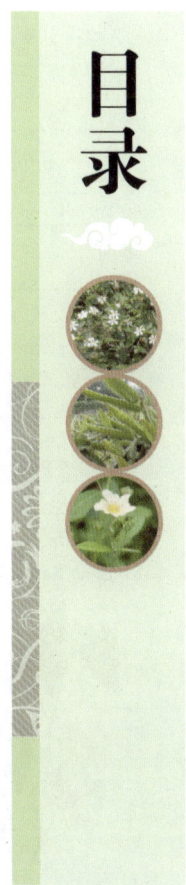

豆蔻 65	天名精 87
莎草 66	麻黄 88
薰草 69	木贼 90
泽兰 70	地黄 91
香薷 71	牛膝 94
假苏 72	鸭跖草 95
薄荷 74	麦门冬 96
菊 75	紫菀 97
艾 76	车前 98
旋复花 78	败酱 99
茵陈蒿 79	甘遂 100
夏枯草 80	决明 102
刘寄奴草 81	连翘 103
苎麻 82	蓝 103
恶实 83	半边莲 104
枲耳 85	青黛 105
灯芯草 86	虎杖 106
	谷精草 107
	海金沙 108
	紫花地丁 .. 109
	商陆 110
	蓖麻 111
	半夏 113
	牵牛子 115
	射干 116
	曼陀罗花 .. 117

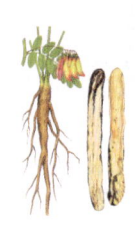

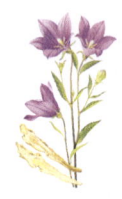

木部

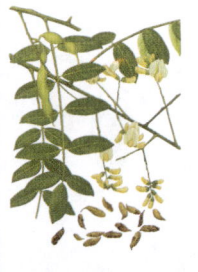

柏 134
松 136
辛夷 139
龙脑香 140
皂荚 141
合欢 145
槐 146

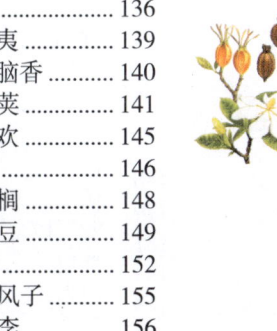

菟丝子 118
使君子 119
栝楼 120
预知子 122
何首乌 123
天门冬 124
菝葜 125
羊蹄 126
百部 127
土茯苓 128
乌蔹莓 129
昆布 130
海藻 130
石韦 131
葛 132

棕榈 148
巴豆 149
桑 152
大风子 155
郁李 156
栀子 157
女贞 158
金樱子 159
枸杞 160
木槿 162
木芙蓉 163
紫荆 164
竹 165
茯苓 168
猪苓 170

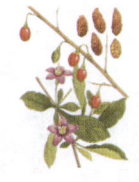

土部

胡燕窠土 172
乌爹泥 173
伏龙肝 174

谷部

胡麻 178
大麻 179
小麦 181
薏苡仁 184
粱 185
大豆 187
赤小豆 188
绿豆 189

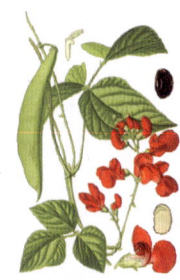

果部

梅 192
杏 193
桃 195
木瓜 199
枣 200
山楂 201
柿 202
橘 203
安石榴 207
枇杷 209
银杏 210
胡桃 211
杨梅 212
龙眼 213
榧实 213
荜澄茄 214
荔枝 215
槟榔 216
秦椒 217
茱萸 218
西瓜 220
莲藕 221
芡实 226

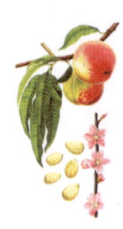
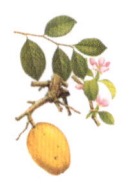

鳞 部

鲮鲤 228
白花蛇 230
蛤蚧 231
乌蛇 232

禽 部

鸡 256
鹅 259
鸽 260
寒号虫 261

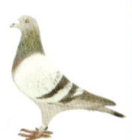

兽 部

羊 234
牛 242
阿胶 244
马 246
驴 247
牛黄 248
犀 249
熊 250
羚羊 251
鹿 252

虫 部

蜂蜜 264
蜜蜂 265
露蜂房 266
螳螂 267
蚕 268
蝎 270
蝉蜕 272
蜈蚣 273

介 部

水龟 276
鳖 278
玳瑁 280
牡蛎 281

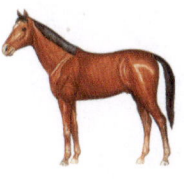
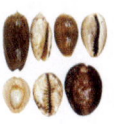

田螺 283	生姜 295
蚌 285	马齿苋 296
石决明 286	莴苣 297
海蛤 287	丝瓜 298
贝子 288	

菜 部

金石部

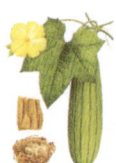

韭 290	白石英 300
葱 291	灵砂 301
薤 293	雄黄 302
莱菔 294	雌黄 305
	石膏 306

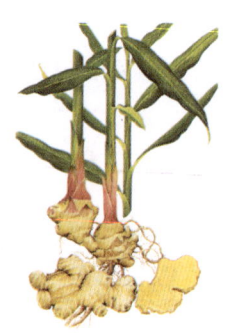

草部

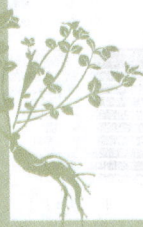

甘草

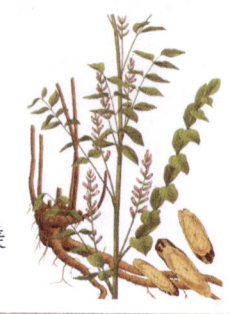

气味 （根）甘、平、无毒。

释名 亦名蜜甘、蜜草、美草、灵通、国老。

主治

① 伤寒咽痛（少阴证） 用甘草二两，蜜水炙过，加水二升，煮取一升半。每次服五合，一天服两次。此方名"甘草汤"。

② 肺热喉痛（有痰热） 用炒甘草二两、桔梗（淘米水浸一夜）一两，加入阿胶半斤。每次服五钱，水煎服。

③ 肺痿多涎（头昏眩，吐涎沫，小便频数，但不咳嗽） 用炙甘草四两、炮干姜二两，水三升，煮取一半，分几次服。此方名"甘草干姜汤"。

④ 肺痿久嗽（恶寒发烧，骨节不适，嗽唾不止） 用炙甘草三两，研细。每日取一钱，取童便三合调服。

⑤ 小儿热嗽 用甘草二两，在猪胆汁中浸五天，取出炙后研细，和蜜做成如绿豆大的丸粒。每次服十丸，饭后服，薄荷汤送下。此方名"凉隔丸"。

⑥ 婴儿初生便闭 用甘草、煨枳壳各一钱，

水半碗煎服。

❼ **小儿撮口** 用甘草二钱半，煎服，令吐痰涎，再以乳汁点儿口中。

❽ **婴儿慢肝风**（目涩、畏光、肿闭，甚至流血） 用甘草一指长，猪胆汁炙后，研细。以米汁调少许灌下。

❾ **儿童遗尿** 用大甘草头煎汤，每夜临睡前服之。

❿ **小儿尿中带血** 用甘草一两二钱，加水六合，煎取二合。一岁儿一天服尽。

⓫ **小儿干瘦** 用甘草三两，炙焦，研细，和蜜成丸，如绿豆大。每次服五丸，温水送下。一天服两次。

⓬ **赤白痢** 一尺长甘草，炙后劈破，以淡浆水一升半，煎取八合服下。

⓭ **口疮** 用甘草二寸、明矾一块（如粟米大），同放口中细嚼，汁咽下。

⓮ **乳痈初起** 用炙甘草二钱，新汲水煎服。外咂乳头，免致阻塞。

⓯ **痘疮** 用炙甘草、栝楼根等分，水煎服。

⓰ **阴部湿痒** 用甘草煎汤，每天洗三到五次。

⓱ **冻疮发裂** 先用甘草汤洗过，然后将黄连、黄芩共研为末，加水银粉、麻油调敷。

⓲ **汤火伤** 用甘草煎蜜涂搽。

黄芪

气味 （根）甘、微温、无毒。

❈ 释名
亦名戴糁、戴椹、芰草、百本、王孙。（"芪"原作为"耆"）。

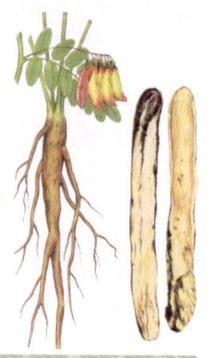

主治

❶ **小便不通**　用黄芪二钱，加水二碗，煎取一碗，温服。小儿减半。

❷ **酒疸黄疾**（醉后感寒所致，身上发赤、黑、黄斑）　用黄芪二两、木兰（辛夷）一两，共研细。每次服少许。一天服三次，酒送下。

❸ **白浊**　用盐炒黄芪半两、茯苓一两，共研细。每次服一钱。

❹ **萎黄焦渴**（每与痈疽发作，先后伴随）　用黄芪六两，一半生焙，一半加盐水在饭上蒸熟；另用甘草一两，也是一半生用，一半炙黄。二药共研细。每次服二钱，一天两次。也可以煎服。此方名"黄芪六一汤"。

❺ **老人便秘**　用绵黄芪（产于山西介休绵山的优质黄芪）、陈皮各半两，研细。另用大麻子一合，捣烂，加水揉出浆汁，煎至略稠，调入白蜜

一匙,再煎沸,把黄芪、陈皮末加入调匀,空腹服下。两服可通便。可以常服。

❻血淋 黄芪、黄连等分,研为末,加面糊做成丸,如绿豆大。每次服三十丸。

❼尿血沙淋(石淋) 黄芪、人参等分,研为末。另用萝卜四五片,加蜜二两,稍稍炙过后,蘸药末食用,以盐水送服。

❽吐血 用黄芪二钱半、紫背浮萍五钱,共研为末。每次服一钱,姜蜜水送下。

❾咳吐脓血,咽干(此为虚热,不可吃凉药) 用黄芪四两、甘草一两,共研为末。每次服二钱,热水送下。

❿肺痈 用黄芪二两研细,每取二钱煎汤服。一天可服三到四次。

⓫胎动不安(腹痛,小便如米汁) 用黄芪、川芎各一两,糯米一合,水一升,煎至半升。分次服下。

⓬阴汗湿痒 用绵黄芪酒炒后研细,切熟猪心蘸着吃,有效。

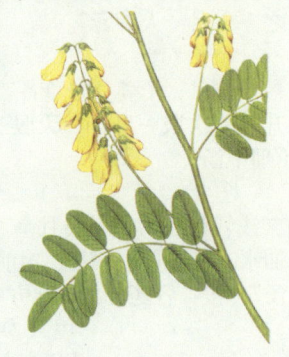

人参

气味 （根）甘、微寒、无毒。

释名 亦名黄参、血参、人衔、鬼盖、神草、土精、地精、海腴、皱面还丹。

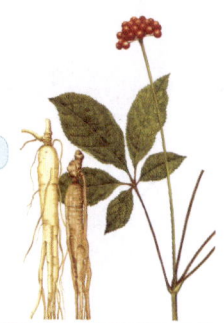

主治

❶ 阴亏阳绝之证（忽发昏眩、自汗如雨、喉中痰鸣、脉大无伦、不知人事） 用人参十两细切，加水二十碗浸透，以桑柴火缓煎成膏。此遇急证时，先灸气海至唇动，再以姜、橘皮煎汤化膏服之。方名"人参膏"。

❷ 心腹病（胸中痞坚，胁下逆气抢心） 用人参、白术、干姜、甘草各三两，加水八升，煎取三升。每次服一升，一天服三次。此方名"治中汤"（理中汤）。

❸ 脾胃气虚，不思饮食 用人参一钱、白术二钱、茯苓一钱、炙甘草五分、姜三片、枣一枚，加水二杯，煎取一杯，饭前温服。此方名"四君子汤"（按：各药分量在此方中不再折扣）。

❹ 开胃化痰 用人参二两（焙）、半夏五钱（姜汁浸后焙干），共研为末，和面揉成丸，如绿豆

大。每次服三十至五十丸，姜汤送下。饭后服。一天服三次。药中加陈皮五钱亦可。

❺ 妊妇腹痛吐酸，不能饮食　用人参、炮干姜等分，研为末，加生地黄汁，做成丸，如梧子大。每次服五十丸，米汤送下。

❻ 阳虚气喘（自汗盗汗，气短头晕）　用人参五钱、熟附子一两，分为四帖。每帖以生姜十片，加水二碗，煎取一碗，温服。

❼ 喘急欲绝　用人参末煎汤，每次服一茶匙。每天服五至六次。

❽ 产后诸虚（发热、自汗）　用人参、当归等分，研为末；另以水三升，加猪腰子一个（去膜切片），糯米半合，葱白二茎，煮米至熟。取汁一碗，调入人参、当归药末煎汤，饭前温服。

❾ 产后大便不通　用人参、麻子仁、枳壳（麦麸炒过），共研细，加蜜成丸，如梧子大。每次服五十丸，米汤送下。

❿ 怔忡自汗（心气不足）　用人参、当归各半两，和阉猪腰子一对（去膜切片）同煎，空腹服。药渣焙干为末，以山药末作糊和药成丸，如绿豆大。每次服五十丸，枣汤送下。药中亦可加乳香二钱。

⓫ 肺虚久咳　用人参二两、鹿角胶（炙过）一两，共研为末。遇咳时，以薄荷葱豉汤（用薄荷、淡豆豉、葱白煎成）送服三钱。

⑫**喘咳吐血，脉弱无力** 用人参末三钱，鸡蛋白调匀，清晨（5点）服下，服后去枕仰卧。病不久者，一服可愈。久病者两服有效。以乌鸡蛋的蛋白调药，效果更佳。

⑬**阴虚尿血** 人参（焙）、黄芪（盐水炙）等分，研为末；另用红皮萝卜一枚，切成四片蜜炙，令干再炙，勿令焦，以用尽二两蜂蜜为止。每次服一片蘸药末吃，盐开水送下。

⑭**消渴** 人参末，蛋白调匀。每次服一钱。一天服三至四次。又方：人参、栝楼根等分，生研为末，炼蜜和丸，如梧子大。每次服百丸，饭前以麦门冬煎汤送下。一天服两次。此方名"玉壶丸"。又方：人参一两、甘草二两（雄猪胆汁浸后炙）、脑子半钱，共研为末，调蜜成丸，如芡子大。每次嚼一丸，冷开水送下。又方：人参一两，葛粉二两，共研为末。煮猪肉汤一升，加上药三钱、蜜二两，慢火熬成膏。每夜含咽一匙。三次见效。

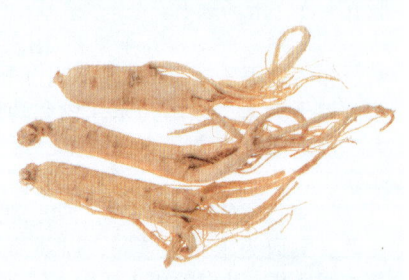

沙参

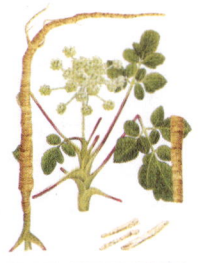

气味 （根）苦、微寒、无毒。

释名 亦名白参、知母、羊乳、羊婆奶、铃儿草、虎须、苦心。

主治

① 热咳嗽　用沙参半两，水煎服。

② 突然发疝（小腹及阴中绞痛、自汗）　将沙参研细，每次服一茶匙，酒送下。

③ 妇女白带　将沙参研细，每次服二钱，米汤送下。

桔梗

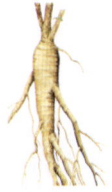

气味 （根）辛、微温、有小毒。

释名 亦名白药、梗草、荠。

主治

① 胸满不痛　桔梗、枳壳等分。水二杯，煎至一杯，温服。

❷ **伤寒腹胀**（阴阳不和） 用桔梗、半夏、陈皮各三钱，生姜五片，水二杯，煎至一杯服。此方名"桔梗半夏汤"。

❸ **痰嗽喘急** 桔梗一两半，研细，用童便半升，煎取四合，去渣后温服。

❹ **肺痈咳嗽**（胸满振寒，脉数咽干，先吐浊痰，后吐臭脓） 桔梗一两、甘草二两，加水三升，煮取一升，分次温服。吐出脓血，是病渐愈之象。此方名"桔梗汤"。

❺ **喉痹** 桔梗二两，水三升，煎取一升。一次服下。

❻ **少阴咽痛** 先服甘草汤，如不愈，再服桔梗汤。

❼ **口舌生疮** 治法同上。

❽ **虫牙肿痛** 桔梗、薏苡等分，研为末，内服。

❾ **骨槽风痛**（牙龈肿痛） 用桔梗研细，与枣肉调成丸，如皂荚子大。裹棉内，上下牙咬住。常用荆芥煎汤漱口。

❿ **牙疳** 桔梗、茴香等分，略烧后研细敷患处。

⓫ **眼睛痛，眼发黑** 桔梗一斤、黑牵牛头三两，共研细，加蜜成丸，如梧子大。每次服四十丸，温水送下。一天服两次。此方称"桔梗丸"。

⓬ **鼻血不止或吐血下血** 将桔梗研细，加水调

匀。每次服一茶匙，一天服四次。药中加生犀牛角屑亦可。

⑬怀孕中恶（心腹突然疼痛） 桔梗一两，锉细，加生姜三片。水一杯煎六分，温服。

黄精

气味（根）甘、平、无毒。

❋释名 亦名黄芝、戊己芝、菟竹、鹿竹、仙人余粮、救穷草、米铺、野生姜、重楼、鸡格、龙衔、垂珠。

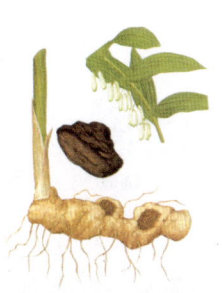

主治

❶**补肝明目** 黄精二斤、蔓菁子一斤淘洗，共同九蒸九晒，研为细末。空腹用米汤送服二钱，一日二次。常服有延年益寿的作用。

❷**大风癞疮**（风邪入血，日久成癞，鼻坏色败，皮肤瘙痒破溃） 黄精去皮、洗净，取二斤晒干，放在米饭上蒸到饭熟时取出保存好，经常服食。

❸**脾胃虚弱，体倦乏力** 黄精、枸杞子等分，捣碎做饼，晒干研细，炼蜜调药成丸，如梧子大。每次服五十丸，开水送下。

萎蕤

气味 （根）甘、平、无毒。

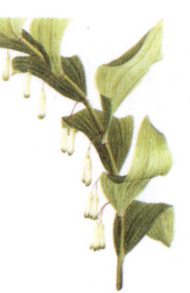

❋ 释名 亦名女萎、葳蕤、萎、委萎、萎香、荧、玉竹、地节。

主治

① **眼红、涩痛** 萎蕤、赤芍、当归、黄连等分，煎汤熏洗。

② **眼见黑花，红痛昏暗** 用萎蕤（焙）四两，每取二钱，略加薄荷、生姜、蜂蜜，同煎汤。睡前温服，一天服一次。此方名"甘露汤"。

③ **小便卒淋** 萎蕤一两、芭蕉根四两、滑石二钱，水煎，分三次服。

④ **小便涩，发热口干** 萎蕤五两，煎水服。

⑤ **病后虚肿** 萎蕤、葵子龙胆、茯苓、前胡等分，研为末。每次服一钱，水煎服。

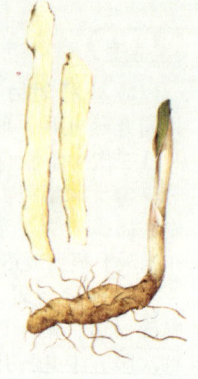

知 母

气味 （根）苦、寒、无毒。

释名 亦名蚳母、连母、货母、地参、水参（水须）、苦心、儿草。

主治

❶ 痰嗽　知母、贝母各一两，研细；巴豆三十粒，去油、研匀。睡前切生姜三片，两面蘸上药末，放在口里细嚼咽下。次日必泻，痰嗽渐止。体弱者，去巴豆。

❷ 久嗽气急　用知母五钱（去毛切片，隔纸炒过）、杏仁五钱（姜水泡，去皮尖，焙过），同煎服。另以萝卜、杏仁等分，研为末，加米糊做成丸。每次服五十丸，姜汤送下，以绝病根。

❸ 妊娠腹痛　知母二两，研细，和蜜成丸，如梧子大。每次服二十丸，米粥送下。

❹ 紫癜风疾　用醋磨知母涂搽。

❺ 嵌甲肿痛　知母烧存性，研末敷患处。

肉苁蓉

气味 甘、微温、无毒。

※ **释名** 亦名肉松容、黑司命。

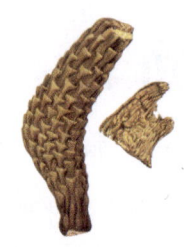

主治

❶ **补益劳伤** 取肉苁蓉四两,水煮烂,切薄研细,同与精羊肉、米煮粥,空腹食用。

❷ **肾虚白浊** 肉苁蓉、鹿茸、山药、白茯苓等分,研为末,加米糊做成丸,如梧子大,每次服三十丸,枣汤送下。

❸ **汗多便秘**(年老或体虚的病人) 肉苁蓉(酒浸,焙过)二两、沉香末一两,共研为末。加麻子仁汁打糊做成丸,如梧子大。每次服七十丸。白开水送下。

❹ **消中易饥**(患者常多食,身体却很消瘦) 肉苁蓉、山萸、五味子等分,共研为末,炼蜜为丸,如梧子大。每次服二十丸,盐酒送下。

❺ **破伤风**(口禁,身强直) 肉苁蓉切片晒干,放入器皿中点燃以烟熏伤处,累效。

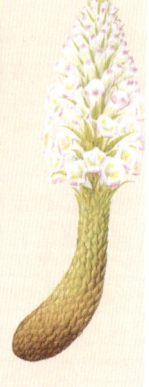

赤箭

气味 辛、微温、有小毒。

※ **释名** 亦名天麻、赤箭芝、独摇芝、定风草、离母、合离草、神草、鬼督邮。赤箭以"其茎如箭杆",赤色而得名。《神农本草经》

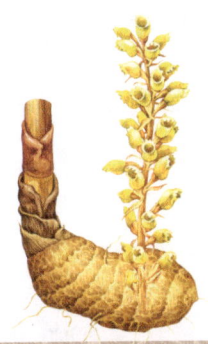

主治

诸风湿痹、四肢拘挛、瘫痪不遂、眩晕头痛等症 李时珍说:"天麻乃肝经气分之药。……眼黑头眩,风虚内作,非天麻不能治。天订乃定风草,故为治风之神药。今有久服天麻药,遍身发出红丹者,是其祛风之验也。"凡欲消风化痰、清利头目、宽胸利膈以及治疗头晕、多睡、肢节痛、偏头风、鼻痈、面肿等症,都要服"天麻丸"。配方及服法:天麻半两、川芎二两,共研为末,炼蜜做成丸,如芡子大。每次嚼服一丸,饭后服,茶或酒送下。

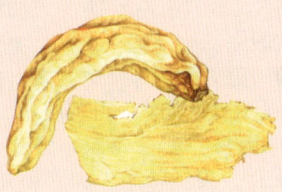

术(白术)

气味 甘、温、无毒。

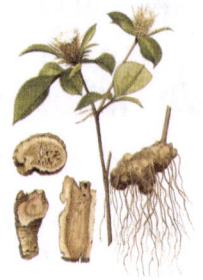

❋ **释名** 亦名山蓟、杨枹、枹蓟、马蓟、山姜、山连、吃力伽。

主治

❶ **胸膈烦闷** 用白术研细，每取一茶匙，白水送下。

❷ **五饮**（包括：留饮，水在胸部；癖饮，水在两胁下；痰饮，水在胃中；溢饮，水在五脏间；流饮，水在肠间。这些都是因为饮食过寒，或饮茶过多所致） 白术一斤、干姜（炮）半斤、桂心一斤，共研为末，和蜜成丸，如梧子大。每次服二三十丸，温水送下。此方名"倍术丸"。

❸ **四肢肿满** 白术三两用口嚼碎，每次服半两，加大枣三枚，煎服。一天服三四次。

❹ **中风口禁，不省人事** 用白术四两，加酒三升，煮取一升，一次服完。

❺ **产后中寒，遍身冷直，口禁，不省人事** 白术四两、泽泻一两、生姜五钱，加水一升煎服。

❻ **头忽晕眩，四体消瘦，饮食无味，好食黄土** 用白术三斤、曲三斤，捣烂筛净，加酒和丸，

如梧子大。每次服二十丸，一天服三次。忌食菘菜、桃、李、青鱼。

❼ **中湿骨痛** 白术一两，加酒三杯，煎取一杯，一次服完。不喝酒的人，可用水煎服。

❽ **小儿蒸热**（脾虚人瘦，不思饮食） 白术、白茯苓、白芍药各一两、甘草半两，加姜枣煎服。此方名"吃力伽散"。

❾ **皮疹** 白术研细，每次服一茶匙，酒送下。

❿ **自汗不止** 用白术末，每次服一茶匙，酒送下。

⓫ **脾虚盗汗** 取白术四两，分别以一两同牡蛎炒，同石斛炒，同麦麸炒。共研为末。每次服三钱，煎米汤送下。一天服三次。

⓬ **产后呕吐** 白术一两二钱、生姜一两五钱，加酒和水各二升，煎取一升，分三次服。

⓭ **脾虚胀满**（脾气不和，冷气客于中，壅塞不通） 白术二两、橘皮四两，共研为末，加酒和成糊，做成丸子，如梧子大。每次服三十丸，饭前以木香汤送下。此方名"宽中丸"。

⓮ **脾虚泄泻** 白术五钱、芍药一两，共研为末，加米饭做成丸，如梧子大，每次服五十丸，米汤送下。一天服两次，冬季加肉豆蔻煨为末。

⓯ **久泻肠滑** 白术（炒）、茯苓各一两，糯米（炒）二两，共研为末，加枣肉拌食或做成丸服下。

苍术

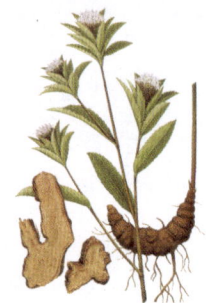

气味 苦、温、无毒。

❋ 释名 亦名赤术、山精、仙术、山蓟。

🌼 主治

❶ 面黄食少 苍术一斤、熟地黄半斤、干姜（炮）五钱至一两（夏天五钱，冬天一两），共研细，加水调糊成丸，如梧子大。每次服五十丸。温水送下。

❷ 喜吃生米（不思熟食、爱嚼生米、憔悴萎黄，肚中生虫所致） 用苍术在淘米水中浸一夜，取出焙干，锉焙成末，蒸饼做成丸，如梧子大。每次服五十丸，饭前以米汤送下，一天服三次。半月左右可愈。

❸ 腹中虚冷（不能饮食，食亦不化） 苍术二斤、曲一斤，共炒为末，炼蜜为丸，如梧子大。每次服三十丸，米汤送下。一天服三次。怕冷者，加干姜三两；腹痛者，加当归三两；衰弱者，加甘草二两。

❹ 脾湿水泻（困弱无力，水谷不化，腹痛甚剧） 苍术二两、白芍药一两、黄芩半两、淡桂二

钱混合，每取一两煎服。如脉弦、头微痛，则减去芍药，加防己二两。

❺ **暑天暴泻** 用神曲（炒）、苍术（淘米水中浸一夜，焙干）等为分末，做成丸，如梧子大。每次服三至五丸，米汤送下。此方名"曲术丸"。

❻ **飧泄久痢** 用苍术二两、川椒一两，共研为末，加醋调糊做成丸，如梧子大。每次服二十丸，饭前温水送服。此方称"椒术丸"。恶痢久者，加桂。

❼ **脾湿下血** 用苍术二两，地榆一两、分作两份，每份以水二碗，煎取一碗，食前温服。

❽ **青盲、雀目** 用苍术四两，淘米水浸一夜，切片焙干，研细，每次服三钱。另将猪肝从中间切开，包入药末扎好，加粟米一合、水一碗同煮熟，熏眼。临睡前，食肝饮汁。又方：用苍术二两，淘米水浸过，焙干、捣碎为末，每次服一钱。另以羊肝一斤，切破，放入药末，扎好，以淘米水煮熟，凉后吃下。

❾ **两目昏涩** 用苍术半斤，淘米水浸七天，去皮、切片、焙干，加木贼二两，共研为末。每次服一钱，茶或酒送下。

❿ **脐虫怪病**（腹硬如铁，脐中流水，痒不可忍） 用苍术煎成浓汤洗浴。另以苍术末加麝香少许，水调服。

狗脊

气味 苦、平、无毒。

❋ 释名 亦名强脊、扶筋、百枝、狗青。

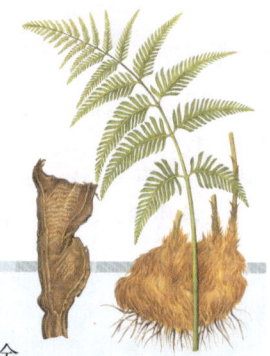

主治

❶ **男子各种风疾** 用金毛狗脊,盐泥严封煅红,取出去毛。与苏木、萆薢、川乌头(生用)等分,研为末,加米醋、糊做成丸,如梧子大。每次服二十丸,温酒盐汤送下。此方名"四宝丹"。

❷ **妇女白带** 金毛狗脊(去毛)、白蔹各一两、鹿茸(酒蒸后稍焙)二两,共研为末,用艾煎醋汁打糯米糊做成丸,如梧子大。每次服五十丸,空腹以温酒送下。

❸ **固精强骨** 用金毛狗脊、远志肉、白茯神、当归身等分为末,加熟蜜做成丸,如梧子大。每次服五十丸,温酒送下。

❹ **病后脚肿** 除节食以养胃气之外,再用狗脊煎汤浸洗患处。

远志

气味 苦、温、无毒。

※ 释名
苗名小草、细草、棘菀。

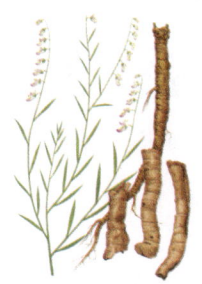

主治

❶ **善忘症** 取远志为末，冲服。

❷ **胸痹心痛（逆气膈中，饮食不下）** 远志、桂心、干姜、细辛、蜀椒（炒）各三两，附子二分（炮），一起捣细，加蜜和成丸，如梧子大。每次服三丸，米汁送下。一天服三次。如不见效，可稍增加药量。忌食猪肉、冷水、生葱、生菜。此方名"小草丸"。

❸ **喉痹作痛** 远志肉研为末，吹入喉中，以涎出为度。

❹ **脑风头痛** 把远志末吸入鼻中。

❺ **吹乳肿痛** 远志焙干研细，酒冲服二钱。药渣敷患处。

❻ **各种痈疽** 远志放入淘米水中浸洗，捶去心，研细。每次服三钱，以温酒一杯调末，澄清片刻，饮汁，药渣外敷患处。

淫羊藿

气味 辛、寒、无毒。

※ **释名** 亦名仙灵脾、放杖草、弃杖草、千两金、干鸡筋、黄连祖、三枝九叶草、刚前。

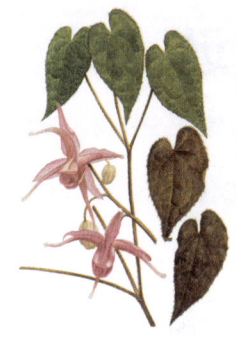

主治

❶ **阳痿，腰膝冷** 淫羊藿一斤，酒一斗浸泡三天后，常饮服。此方名"仙灵脾酒"。

❷ **偏风不遂** 服仙灵脾酒，加热至温饮用。

❸ **咳嗽，气不顺，腹满不思饮食** 淫羊藿、覆盆子、五味子（炒）各一两，共研为末，炼蜜为丸，如梧子大。每次服二十丸，姜茶送下。

❹ **目昏生翳** 淫羊藿、生王瓜（即红色的小栝楼）等分，研为末。每次服一钱，茶送下。一天服两次。

❺ **病后青盲**（病不久者） 淫羊藿一两、淡豆豉一百粒，水一碗半煎至一碗，一次服完。

❻ **虚火牙痛** 用淫羊藿煎汤，不时漱口，很见效。

地 榆

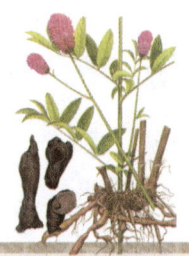

气味 （根）苦、微寒、无毒。

释名 亦名玉豉、酸赭。

主治

❶ 吐血 地榆三两，加米醋一升，煮沸十余次，去渣滓饭前热服一合。

❷ 妇女漏下（赤白不止，人极黄瘦） 治方如上。

❸ 血痢不止 地榆晒干，研细。每次服二钱，掺在羊血上炙熟食下。

❹ 赤白下痢 用地榆一斤，加水三升煮取一升半，去渣，熬成膏。每次服三合，空腹服，一天服两次。

❺ 大便下血，长期不愈 用地榆、鼠尾草各二两，加水二升，煮取一升，一次服完。

❻ 毒蛇螫人，虎犬咬伤 新地榆根捣汁饮下，并外搽伤口。

❼ 小儿湿疮 地榆煎成浓汁洗疮，一天两次。

❽ 小儿面疮，红肿烧痛 用地榆八两，加水一斗，煎取五升，温洗患处。

仙茅

气味 （根）辛、温、有毒。

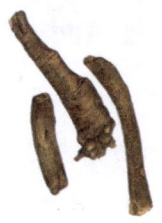

❋ 释名　亦名独茅、茅爪子、婆罗门参。

主治

阳痿精寒，腰膝风冷，筋骨痿痹等症　仙茅二斤，放入淘糯米水中浸五天，取出刮锉、阴干。另用苍术二斤，放入淘米水中浸五天，取出刮皮、焙干。将制过的仙茅、苍术各一斤，与枸杞子一斤，车前十二两，白茯苓（去皮）、茴香（炒）、柏子仁（去壳）各八两，生地黄（焙）、熟地黄（焙）各四两一起研细，加酒煮糊做成丸，如梧子大。每次服五十丸，饭前温酒送服。一天服两次。此方名叫"仙茅丸"。

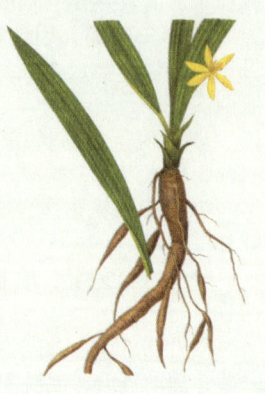

玄参

气味 苦、微寒、无毒。

※ **释名** 亦名黑参、玄台、重台、鹿肠、正马、逐马、馥草、野芝麻、鬼藏。

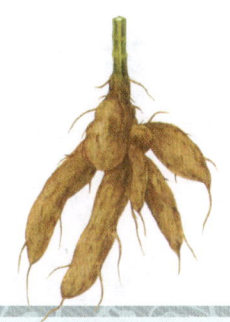

主治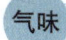

❶ **诸毒鼠瘘**（颈部淋巴结核） 用玄参泡酒，每天饮食少许。

❷ **年久瘰疬** 生玄参捣烂敷患处。一天换药二次。

❸ **发斑咽痛** 玄参、升麻、甘草各半两、加水三碗，煎取一碗半，温服。

❹ **急喉痹风** 玄参、鼠粘子（半生半炒）各一两、共研为末，新汲水一碗调服，立愈。

❺ **鼻中生疮** 玄参末涂搽，或把玄参在水中泡软后塞入鼻中。

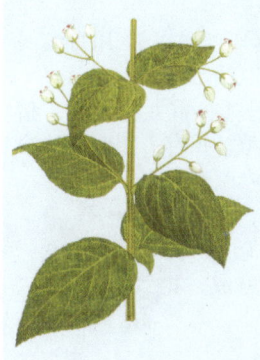

丹参

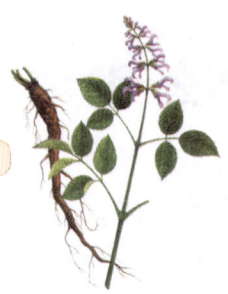

气味 （根）苦、微寒、无毒。

※ **释名** 亦名赤参、山参、郗蝉草、木羊乳、逐马、奔马草。

主治

❶ **月经不调，产前胎动，产后恶血不下以及腰脊痛、骨节烦痛等症** 丹参洗净，切片，晒干，研细。每次服二钱，温酒调下。此方称"丹参散"。

❷ **小产下血** 丹参十二两，加酒五升，煮取三升。每次温服一升，一日服三次。不能饮酒者可用水煎服。

❸ **寒疝腹痛**（小腹和阴部牵引痛） 用丹参一两，研细。每次用热酒调服二钱。

❹ **小儿惊痫发热** 用丹参、雷丸各半两，猪油二两，同煎几次，去渣，取汁保存。用时取汁涂搽在患儿身上。此方称"丹参摩膏"。

❺ **乳痈** 丹参、白芷、芍药各二钱，用口咬细，醋淹一夜，再加猪油半斤，微火煎成膏。去渣，取浓汁敷乳上。

紫草

气味（根）苦、寒、无毒。

释名 亦名紫丹、紫芙、藐、地血、鸦衔草。

主治

① **婴童疹痘** 用紫草二两锉碎,用百沸汤一杯浸泡,盖严勿使漏气。放温后服一半。改用煎服亦可。(将出未出、色赤便闭者可用本方；痘出红活、大便利者忌用。)

② **痈疽便闭** 紫草、栝楼子等分,水煎服。

③ **小便卒淋** 紫草一两,制成散剂,每次饭前用井水煎服二钱。

④ **产后淋沥不净** 治法同上。

⑤ **恶虫咬伤** 用紫草煎油涂搽。

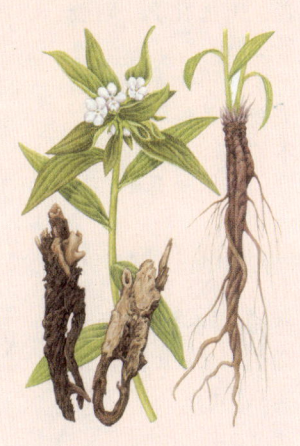

白头翁

气味（根）苦、温、无毒。

* **释名** 亦名野丈人、胡王使者、奈何草。

主治

❶ **热痢下重** 白头翁二两，黄檗、秦皮各三两，水七升，煮取二升。每次服一升。不愈再服。妇人产后痢虚极者，可加甘草、阿胶各二两。

❷ **下痢咽痛** 白头翁、黄连各一两，木香二两，加水五升，煎取一升半，分三次服。

❸ **外痔肿痛，小儿秃疮** 取白头翁根，不限多少，捣烂外敷患处，能逐血止痛。

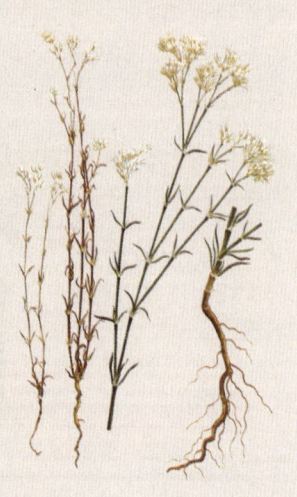

白 及

气味 (根) 苦、平、无毒。

释名 亦名连及草、甘根、白给。

主治

❶ **鼻血不止** 用唾液调白及末涂鼻根处（名"山根"）；另取白及末一钱，水冲服。

❷ **妇女阴脱** 白及、川乌药等分，研为末，薄布包一钱，纳入阴道中，腹内热即止。每天用一次。

❸ **疔疮、肿疮** 白及末半钱，澄水中，去清水，将药摊厚纸上贴于患处。

❹ **跌打骨折** 用白及末二钱，酒调服。

❺ **刀伤** 用白及、煅石膏等分，研为末，洒伤口上。

❻ **冬季手足皲裂** 用白及粉加水调匀，填入裂口。患处切勿沾水。

❼ **火灼烫伤** 用白及粉调油涂搽。

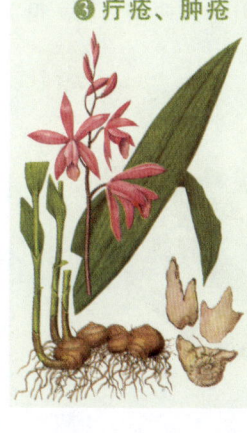

三七

气味 （根）甘、微苦、温、无毒。

释名 亦名山漆、金不换。

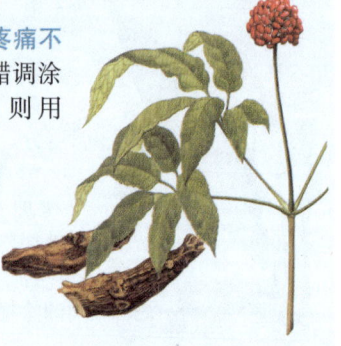

主治

❶ **吐血、衄血（鼻出血）不止** 三七一钱，口嚼以米汤送下。

❷ **赤痢血痢** 三七三钱，研细，淘米水调服。

❸ **大肠下血，妇女血崩** 三七研细，淡白酒调一至二钱服。三服可愈。

❹ **重度赤眼** 三七根磨汁涂在眼睛周围，很见效。

❺ **无名痈肿，疼痛不止** 用三七根磨米醋调涂即散；如痈已破，则用三七研细干涂。

❻ **虎咬虫伤** 用三七研细，每次以米汤送服三钱。另取三七嚼涂伤处。

秦艽

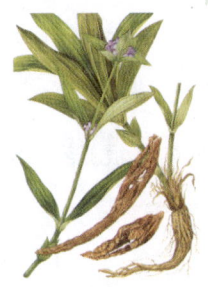

气味 苦、平、无毒。

释名 艽,音交。亦名秦瓜,秦。

主治

❶ 黄疸　秦艽半两,浸半升酒中,空腹饮酒。有酒量的人服后易见效。

❷ 暴泻、大渴、大饮　秦艽二两、炙甘草半两,每次服三钱,水煎服。

❸ 伤寒烦渴　秦艽一两,牛乳一碗,煎取六成,分两次服。

❹ 小儿骨蒸潮热,减食瘦弱　秦艽、炙甘草各一两,每次服一至二钱,水煎服。

❺ 小便艰难　秦艽一两,水一碗,煎取六分,分两次服。又方:秦艽、冬葵子等分,研为末,每次服一小匙,酒送下。

❻ 胎动不安　秦艽、炙甘草、炒鹿角胶各半两,共研为末,每次服三钱,水一大碗、糯米五十粒,煎服。

❼ 一切疮口不合　秦艽研末敷于患处。

黄连

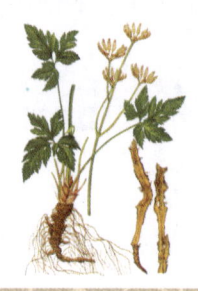

气味 （根）苦、寒、无毒。

释名 亦名王连、支连。

主治

❶ 心经实热　用黄连七钱，水一碗半，煎取一碗，食远温服。小儿减量。

❷ 伏暑发热、口渴、呕吐及赤白下痢　黄连一斤切片，加好酒二升半，煮干、焙过、研细，制成糊丸，如梧子大。每次服五十丸，一天服三次。此方名"黄龙丸"。

❸ 骨热黄瘦　黄连四分切片，加童便五大合，浸一夜，微煎三四沸，去渣，分两次服下。

❹ 小儿疳热（遍身疮蚀、潮热、肚胀、口渴）　黄连五两切碎以水调和，纳猪肚中缝好，放在粳米上蒸熟，取出连同少许饭烂捣烂做成丸，如绿豆大。每次服二十丸，米汤送下。另服调血清心药佐治，使病速愈。

❺ 痢疾下血　黄连一两，加水二升，煮取半斤，晾一夜，次日烧热后空腹服。又方用于出血多日：黄连一两，和鸡蛋白做饼，炙烤成紫色，研

细，以浆水三升，慢火熬成膏。每次服半合，温米汤送下。单以鸡蛋白调黄连末为丸服亦可。又方：黄连二两，切碎，放在瓦上焙焦，加当归一两（焙过），共研为末，再加麝香少许。每次服二钱，陈米汤送下。

❻ 痔病秘结 黄连、枳壳等分，研为末，制成糊丸，如梧子大，每次服五十丸，空腹以米汤送下。

❼ 水泄、脾泄 黄连一两、生姜四两，同以文火炒至生姜变脆；取出，把两药分开，各研为末。水泄用姜末，脾泄用黄连末。每次服二钱，空腹以开水送下。此方名"神圣香黄散"，亦治痢疾。

❽ 吐血不止 黄连一两捣碎，每次取一钱加豆豉二十粒，水煎去渣，温服。

❾ 眼目诸病 黄连不限多少，捣碎，浸清水中六十天，过滤取汁熬干；另取艾铺瓦上点燃，把熬干的药碗盖在艾上，受到艾的烟熏。艾烟尽后，刮取碗底药末做成丸，如小豆大。每次服十丸，甜竹叶汤送下。

❿ 牙痛 用黄连末搽痛处，立止。

⓫ 口舌生疮 用黄连煎酒，时时含漱。又方：黄连、干姜等分，研末外涂。

⓬ 小儿口疳 黄连、芦荟等分，研为末。每次服五分，蜜汤送下。如是走马疳，可再加蟾灰等分、青黛减半、麝香少许。

胡黄连

气味（根）苦、平、无毒。

※ **释名** 亦名割孤露泽。

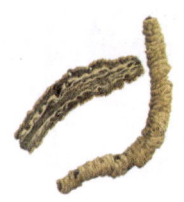

主治

❶ **伤寒劳复**（指伤寒病后，身体未复原而性交，引起旧病复发。身热，大小便赤如血色） 胡黄连一两、山栀子二两（去壳），加蜜半两拌匀，炒至微焦，研细，再加猪胆汁做成丸，如梧子大。每服十丸取生姜二片、乌梅一个，浸在三合童便中，半日后，去渣留尿，加温，饭后及睡前服。

❷ **小儿潮热、盗汗** 胡黄连、柴胡，等分研细，炼蜜为丸，如芡子大。每次服一至五丸，按年岁加减。服药时先将药丸用少许酒化开，再加水煮沸多次后与药渣同服。

❸ **小儿疳热**（肚胀，潮热，发焦） 胡黄连半两、灵脂一两，共研为末，加入雄猪胆汁做成丸，如绿豆大。每次服一二十丸，米汤送下。不可用大黄、黄芩等伤胃的药物。

❹ **小儿疳疾泄泻** 胡黄连半两、棉姜一两

（炮过），共研为末。每次服半钱，甘草汤送下。

❺ 小儿黄疸　胡黄连、川黄连各一两，共研为末；另取黄瓜一个，挖去瓤子，放入上药，瓜外裹面煨熟，剥掉面层，捣烂药瓜做成丸，如绿豆大。按年龄大小酌给药量，温水送下。

❻ 吐血、鼻出血　胡黄连、生地黄等分，研为末，加猪胆汁和成丸子，如梧子大。临睡时服五十丸，茅花汤送下。

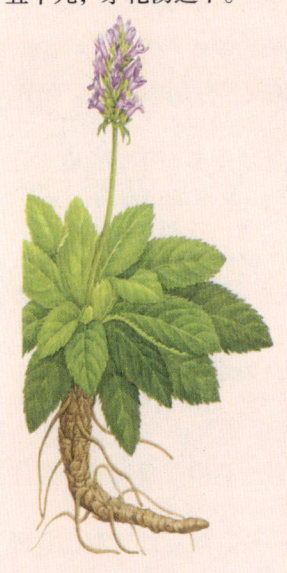

❼ 血痢不止　胡黄连、乌梅肉、灶下土等分，研为末，腊茶送下。

❽ 婴儿眼睛发红　胡黄连研细，加茶调匀，涂手足心。

❾ 痈疽疮肿　胡黄连、穿山甲（烧存性）等分，研为末，加茶或鸡蛋白调搽。疮已溃或未溃都可用此方。

❿ 痔疮疼肿难忍　以胡黄连末和鹅胆汁调涂患处。

黄芩

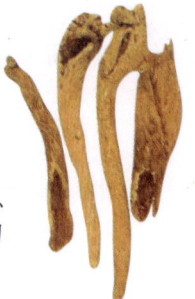

气味 （根）苦、平、无毒。

❋ 释名 亦名腐肠、空肠、内虚、经芩、黄文、印头、苦督邮。内部实在的叫子芩、条芩、鼠尾芩。

主治

❶ **男子五劳七伤、消渴不生肌肉，妇女带下、手足寒热** 宜服"三黄丸"。"三黄"即黄芩、大黄、黄连，三种药的用量随季节而不同。春季用量是：四两，三两，四两；夏季是：六两，一两，七两；秋季是：六两，三两，三两；冬季是：三两，五两，二两。配好后捣碎和蜜做成丸，如乌豆大。每次服五丸，渐增至七丸，一天服三次。一月后病愈，久服使人健壮。

❷ **胸部积热** 黄芩、黄连、黄檗等分，研为末。蒸饼做成丸，如梧子大。每次服二三十丸，开水送下。此方名"三补丸"。

❸ **肤热如火烧，骨蒸（结核）痰嗽等** 黄芩一两，水二杯，煎取一杯，一次服下。

❹ **肝热生翳** 黄芩一两、淡豆豉三两，共研

为末。每次服三钱，以熟猪肝裹药，温汤送下，一天服两次。忌食酒、面。

❺**吐血、鼻血、下血** 黄芩一两研末，每取三钱加水一碗，煎取六成和渣一起温服。

❻**血淋热痛** 用黄芩一两，水煎，热服。

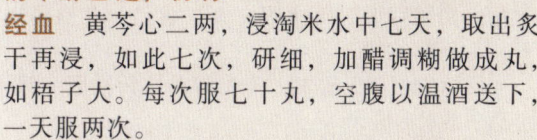

❼**妇女绝经期的年龄已过，仍有经血** 黄芩心二两，浸淘米水中七天，取出炙干再浸，如此七次，研细，加醋调糊做成丸，如梧子大。每次服七十丸，空腹以温酒送下，一天服两次。

❽**安胎清热** 条芩、白术等分，研为末，调米汤做成丸，如梧子大。每次服五十丸，开水送下。药中亦可加神曲。

❾**产后血渴，饮水不止** 黄芩、麦门冬等分，研为末，水煎温服。

柴 胡

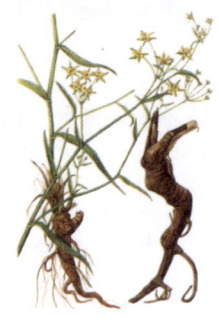

气味 （根）苦、平、无毒。

释名 亦名地薰、芸蒿、山菜、茹草。

主治

❶ **伤寒余热**（伤寒之后，体瘦肌热） 柴胡四两、甘草一两，每次取二钱，煎服。

❷ **小儿骨热**（十五岁以下小儿遍身如火，盗汗、咳嗽、烦渴，日渐黄瘦） 柴胡四两、朱砂三钱，共研为末，用猪胆汁拌匀放在米饭上蒸熟，做成丸，如绿豆大。每次服一丸，桃仁、乌梅汤送下，一天服三次。

❸ **虚劳发热** 柴胡、人参等分，每次服三钱，加姜、枣水煎服。

❹ **湿热黄疸** 柴胡一两、甘草二钱半、白茅根一小把，加水一碗，煎取七成，适当分次服完。

❺ **眼目昏暗** 柴胡二钱半、决明子七钱半，共研为末，用人乳调匀，敷眼上。

❻ **积热下痢** 柴胡、黄芩等分，用酒、水各半煎至七成，待冷却后空腹服下。

防风

气味 甘、温、无毒。

释名 亦名铜芸、茴芸、茴草、屏风、根、百枝、百蜚。

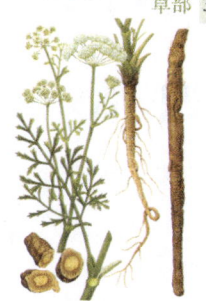

主治

❶ 自汗不止 防风去掉芦头（芦头是指接近根部的叶柄残基），每次服二钱，浮麦煎汤送下。又方：防风用面炒过，猪皮煎汤送下。

❷ 盗汗 防风二两、川芎一两、人参半两，共研为末。每次服半钱，临睡时服。

❸ 老人便秘 防风、枳壳（麸炒）各一两，甘草半两，共研为末。每次服二钱，饭前以开水送下。

❹ 偏正头风（头痛经久不愈） 防风、白芷等分，研为末，炼蜜为丸如弹子大。每次嚼一丸，以清茶送下。

❺ 破伤风（牙关紧闭） 防风、天南星等分，研为末。每次服二三匙，童便五升煎取四升，分两次送药服下。

❻ 小儿解颅（指囟门久不闭合） 防风、白及、柏子仁等分，研为末，乳汁调涂囟门。一天换药一次。

独活

气味 （根）苦、甘，平，无毒。

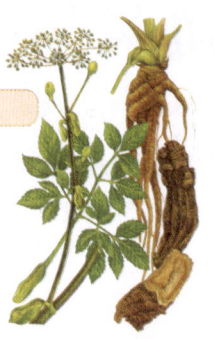

❈ 释名　亦名羌活、羌青、独摇草、护羌使者、胡王使者、长生草。李时珍说："独活、羌活乃一类二种，以中国者为独活。"

❈ 主治

❶ 中风口噤（浑身发冷，不知人事）　独活四两，好酒一升，煎取半升服。又方：独活一两，酒二升，煮取一升；另用大豆五合，炒至爆裂，以药酒倒入，盖好。过一段时间，温服三合。

❷ 产后中风（四肢抽筋，不能言语）　羌活二两，煎酒服。

❸ 妊妇浮肿或风水浮肿　用羌活、萝卜子同炒香，只取羌活研细。每次服二钱，温酒调下。第一天服一次，第二天服二次，第三天服三次。

❹ 关节痛　独活、羌活、松节等分，酒煮过。每天空腹饮一杯。

升麻

气味 甘、苦,平,微寒,无毒。

释名 亦名周麻。

主治

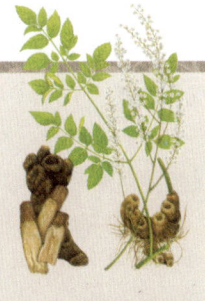

❶ 豌豆斑疮(状如豌豆,有白浆,由头面传及躯体,不急救有生命危险) 用蜜煎升麻,随时取食。另以水煮升麻,以棉花沾药汁擦洗疮。

❷ 突发肿毒 升麻用醋研磨,取汁随时涂搽。

❸ 喉痹 含咽升麻片,或以升麻半两煎水服,引吐为效。

❹ 胃热牙痛 用升麻煎汤,热漱并咽下。方中亦可加生地黄。

❺ 口舌生疮 升麻一两、黄连三分,共研为末,以棉包裹药末含在口中,咽下涎液。

❻ 痱子热痒 用升麻煎汤饮服,并外洗痱子。

❼ 产后恶血不尽 升麻三两,清酒五升,煮取二升,分两次服下。

❽ 解莨菪、野葛等毒 用升麻煮汁,多次饮服。

苦参

气味 苦、寒、无毒。

释名 亦名苦、苦骨、地槐、水槐、菟槐、骄槐、野槐、白茎。

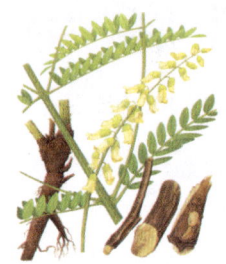

主治

❶ **热病发狂** 取苦参末,加蜜调成丸,如梧子大。每次服十丸,薄荷汤送下。也可取苦参末二钱,水煎服。

❷ **谷疸**(头昏、心慌、发黄,由大病后暴食伤胃引起) 苦参二两、龙胆一合,共研为末,加牛胆调药成丸,如梧子大。每次服五丸,以生大麦苗煎汁送下,一天服三次。

❸ **毒热足肿** 用苦参煮酒多擦。

❹ **梦遗食减** 苦参三两、白术五两、牡蛎粉四两,共研为末;另取雄猪肚一个,洗净,在砂罐中煮烂,和药捣匀做成丸,如小豆大。每次服四十丸,米汤送下,每天服三次。久服能使身体转健,食量增加,不再梦遗。

❺ **饮食中毒** 苦参三两,苦酒一升半,煮取八合,分两次服,吐后即愈。

❻ **血痢** 苦参炒焦研末，制成梧子大的水丸。每次服十五丸，米汤送下。

❼ **脱肛** 苦参、五倍子、陈壁土等分，煎汤洗患处，并敷以木贼末。

❽ **齿缝出血** 苦参一两、枯矾一钱，共研为末。一天擦齿三次，有效。

徐长卿

气味 （根）辛、温、无毒。

释名 亦名鬼督邮、别仙踪。

主治

❶ **小便不通** 徐长卿（炙过）半两，茅根三分，木通、冬葵子各一两，滑石二两，槟榔一分，瞿麦穗半两。每次取五钱，再加朴硝一钱，水煎温服。此方名"徐长卿汤"。

❷ **晕车晕船** 徐长卿、石长生、车前子、车下李根皮等分，捣碎，取半合盛于衣袋中。徐长卿亦治疫疾、邪恶气、温疟等。

贝母

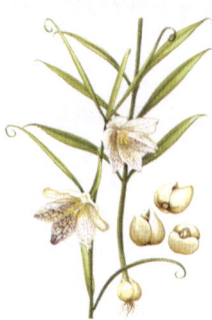

气味 （根）苦、平、无毒。

❋ 释名 亦名苘、勤母、苦菜、苦花、空草、药实。

主治

❶ **胸膈郁积** 贝母（去心），加姜汁炒后研细，再和姜汁、面糊做成丸。每次服七十丸。

❷ **化痰降气，止咳解郁** 贝母（去心）一两、姜制厚朴半两，炼蜜为丸，如梧子大。每次服五十丸，开水送下。

❸ **小儿百日咳** 用贝母五钱、甘草（半生半炙）二钱，共研为末，加红糖调成丸，如芡子大，每次以米汤化服一丸。

❹ **乳汁不下** 贝母、知母、牡蛎粉等分，研为细末。每次服二钱，猪蹄汤调服。此方名"二母散"。

❺ **目昏，流冷泪** 贝母一枚、胡椒七粒，共研为细末，点眼。

❻ **目生弩肉** 贝母、丁香等分，研为末，加乳汁调匀点眼。

山慈菇

气味 （根）甘、微辛，有小毒。

※ 释名　亦名金灯、鬼灯檠、朱姑、鹿蹄草、无义草。

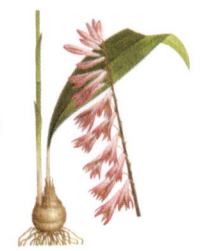

主治

❶ 面疱斑痣　用山慈菇根每夜涂搽，早上洗去。

❷ 牙龈肿痛　用山慈菇的枝和根煎汤随时漱口，漱后吐出。

❸ 痈疽疔痛　山慈菇（连根）、苍耳草等分，捣烂滤出药汁。取好酒一盅，和散温服。或将两药干研成末，每次服三钱，酒送下。

❹ 一切疮毒，蛇虫毒，饮食毒，瘴气等　用"万病解毒丸"（一名"太乙紫金丹""玉枢丹"，"凡居家远出、行兵动众，不可无此。"）。其配方如下：山慈菇去皮洗净，焙干，取二两；川五倍子洗刮，焙干，取二两；千金子仁研细，以纸压去油质，取一两；红牙大戟去芦洗净，焙干，取一两半；麝香三钱。各药共研为末，加浓糯米汤调和，细捣，做成锭剂每锭一钱。病重的连服，以下利一两次为度，用温粥调补。也可外敷。

白茅

气味 （根）甘、寒、无毒。

❋ 释名 根名茹根、兰根、地筋。

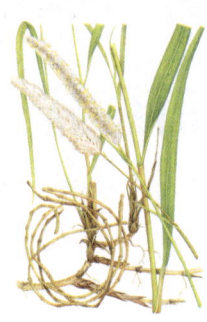

❋ 主治

❶ **温病热哕**（胃有伏热则胸满、气逆，气逆发声称为哕） 茅根、葛根各半斤，切片，加水三升煎取一升半。每次温服一杯，哕止即停服。

❷ **反胃，食肉即吐** 茅根、芦根各二两，水四升，煮取二升，一次服下。

❸ **肺热气喘** 生茅根一把，捣碎，水二碗，煮取一碗，饭后温服，三服病愈。此方名"如神汤"。

❹ **体虚水肿**（小便不利，但饮水很多） 白茅根一大把、小豆三升，加水三升煮干。去茅食豆，水随小便排出。

❺ **五种黄病**（黄疸、谷疸、酒疸、女疸、劳疸。身体微胖，汗出如黄檗汁） 生茅根一把切细，猪肉一斤，同煨汤吃。

❻ **小便热淋** 白茅根四升，加水一斗五升，煮取五升，温服。一天服一次。

细辛

气味 辛，温，无毒。

释名 亦名小辛、少辛。

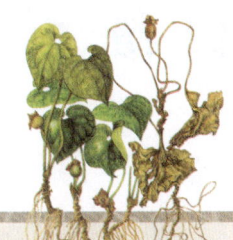

主治

① **中风**（突然倒下，不省人事） 取细辛末吹入鼻中。

② **虚寒呕哕，饮食不下** 细辛（去叶）半两、丁香二钱半，共研为末。每次服一钱，柿蒂汤送下。

③ **小儿客忤**（面青、惊痛，不能说话；或颈项强硬，出现险象；或在夜中忽然惊啼不止） 细辛、桂心等分，研为末，取少许药末放入小儿口中。

④ **口舌生疮** 细辛、黄连等分，研为末，搽患处，漱去涎汁。治小儿口疮，可用醋调细辛末贴敷于肚脐处。

⑤ **牙齿肿痛，口中溃烂** 细辛煎成浓汁，多次漱口，热含冷吐。

⑥ **鼻中息肉** 将细辛末时时吹入鼻中。

⑦ **耳聋** 取细辛末与溶化的黄蜡混合，团成小丸。以棉包裹一丸塞耳中。此方名"聪耳丸"。

白薇

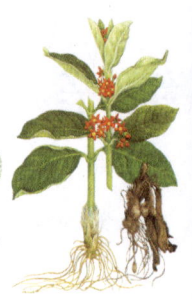

气味 （根）苦、咸、平，无毒。

❈ 释名 亦名薇草、白幕、春草、䔞、骨美。

主治

❶ **肺实鼻塞** 白薇、款冬花、贝母各一两，百部二两，共研为末。每次服一钱，米汤送下。

❷ **妇女遗尿、血淋、热淋** 白薇、芍药各一两，共研为末，每次服一茶匙，酒送下。一天服三次。

❸ **妇女血厥**（平时无病，突然昏倒，目闭口禁，过很久才醒悟过来，这种病叫"血厥"，也叫"郁冒"） 白薇、当归各一两，人参半两，甘草一钱半。每次取五钱，加水二碗煮取一碗，温服。此方名"白薇汤"。

❹ **刀伤** 用白薇研末敷伤口。

❺ **妇女产中虚烦呕逆** 用白薇、桂枝各一分，竹皮、石膏各三分，甘草七分，加枣肉调成大丸。每次服一丸，米汤送下。有热者白薇用量加倍。

当归

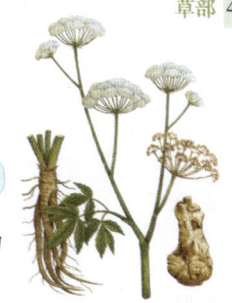

气味 （根）甘、温、无毒。

释名 亦名乾归、山蕲、白蕲、文无。

主治

❶ **血虚发热**（困渴大饮，目赤面红，脉洪大而虚，重按无力。如作为热症而服白虎汤必致死亡） 空当归身二钱（酒洗），绵黄芪一两（蜜炙），水煎，空腹一次温服。一天吃两剂。此方名"当归补血汤"。

❷ **失血过多** 当归二两、川芎一两，每用五钱，加水七分、酒三分，煎取七成趁热服下，一天服两次。

❸ **鼻血不止** 当归焙干研细。每次服一钱，米汤调下。

❹ **小便出血** 当归四两锉碎，加酒三升，煮取一升，一次服下。

❺ **头痛欲裂** 当归二两，加酒一升，煮取六合饮下。一天服两次。

❻ **手臂疼痛** 当归三两切细，酒浸三天后饮

之。饮尽，再配药照饮，病好为止。

❼ **久痢不止** 当归二两、吴茱萸一两，同炒香；去掉茱萸不用，单以当归研末，炼蜜为丸，如梧子大。每次服三十丸，米汤送下。此方名"胜金丸"。

❽ **大便不通** 当归、白芷等分，研为末。每次服二钱，米汤送下。

❾ **妇女百病**（诸虚不足证） 当归四两、地黄二两，共研细，炼蜜为丸，如梧子大。每次服十五丸，饭前，米汤送下。

❿ **月经逆行，从口鼻出** 先以京墨磨汁服下止血；次用当归尾、红花各三钱，加水一杯半，煎取八分，温服。

⓫ **少女闭经** 当归尾、没药各一钱，共研为末。红花泡酒送下，一天服一次。

⓬ **妇女血气**（脐下气胀，月经不调，常作呕，睡不好） 当归四钱、干漆（烧存性）二钱，共研为末，炼蜜为丸，如梧子大。每次服十五丸，温酒送下。

⓭ **小产后流血不止** 当归一两、葱白一把。每次取五钱，加酒一碗半，煎取八分温服。

⓮ **妊娠胎动**（腹痛，下血，口噤欲死） 当归二两、川芎一两，研为粗末。每次取三钱，以水一碗煎至将干，加酒一碗再煎沸后温服。过半小时，又服一次。不过三五服，即可见效。此方名"神妙

佛手散"。子尚活,可保胎;子已死,即产下。

⑮ **产后自汗、大热、气短、腰脚剧痛** 用当归三钱,黄芪、白芍药(酒炒)各二钱,生姜五片,加水一碗半,煎取七分,温服。

⑯ **小儿脐湿(或红肿,或出水)** 用当归末敷搽。加少许麝香更好。又方:当归末、胡粉等分,和匀搽患处。

白前

气味 苦、微温,无毒。

释名 亦名石蓝、嗽药。

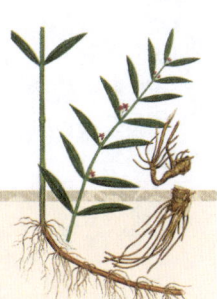

主治

❶ **久嗽咳血** 白前、桔梗、桑白皮各三两,同炒,甘草一两(炙),加水六升,煮取一升,分三次服下。忌食猪肉、白菜。

❷ **久咳气壅(体肿、短气、胀满、喉中呼吸有声,不能平躺卧下)** 用白前二两,紫菀、半夏各三两,大戟七合,以水一斗浸一夜后煮取三升,分数次服。忌食羊肉、饴糖。

芎䓖

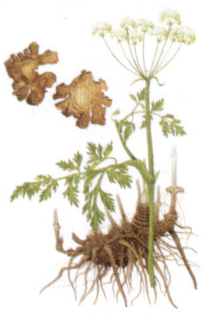

气味 （根）辛、温、无毒。

❋ 释名 亦名胡䓖、川芎、香果、山鞠穷。

主治

❶ **气虚头痛** 川芎研细，每取二钱，用茶汤调服。

❷ **产后头痛** 川芎、天台乌药等分，研为末。每次服二钱，用葱茶调下。又方：上药加白术，水煎服。

❸ **风热头痛** 川芎一钱、茶叶二钱，加水一盅，煎取五分，饭前热服。

❹ **偏头风** 川芎锉细，泡酒。每日饮少量。

❺ **头晕目眩** 川芎、槐子各一两，共研为末。每次服三钱，茶汤送下。又方：川芎一斤、天麻四两，共研为末，炼蜜为丸，如弹子大。每嚼服一丸，茶汤送下。

❻ **跌扑胎动，或子死腹中** 川芎研细，以酒送服一茶匙。连服两剂，死胎即下。

❼ **崩中下血，昼夜不止** 川芎一两，清酒一碗，煎取五分，慢慢饮下。

蛇床

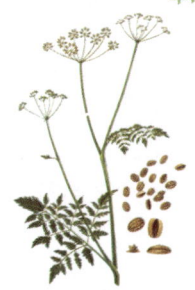

气味 苦、平、无毒。

※ 释名 亦名蛇粟、蛇米、虺床、马床、墙蘼。

主治

❶ **阳事不起** 蛇床子、五味子、菟丝子等分,研为末,炼蜜为丸,如梧子大。每次服三十丸,温酒送下。一天服三次。

❷ **赤白带下,月经不来** 用蛇床子、枯白矾等分,研为末,加醋、面和成丸,如弹子大,外蘸一层胭脂为衣,用棉包裹后纳入阴道中。一天换药一次。

❸ **妇女阴部奇痒** 蛇床子一两、明矾二钱,煎汤冲洗。

❹ **产后阴脱** 用布包蛇床子蒸熟后熨患处。又方:蛇床子五两、乌梅十四个,用水煮。一天洗五至六次。此方亦治妇女阴痛。

❺ **男子阴肿、胀痛** 蛇床子研为末,加鸡蛋黄调匀敷于患处。

❻ **脱肛** 蛇床子、甘草各一两,研细。每次以白开水送下服一钱。一天服三次。同时,用蛇床

子末涂搽患处。

❼**痔疮** 用蛇床子煎汤熏洗。

❽**小儿癣疮** 用蛇床子末,加猪油调匀外搽。

❾**小儿甜疮**(疮连到头、面、耳边,流水,极痒,久不愈) 蛇床子一两、水银粉三钱,共研为末,调油涂患处。

❿**冬季喉痹,肿痛不能下药** 用蛇床子放入瓶中烧出烟,令病人口含瓶嘴吸烟,有痰吐出,病即渐愈。

藁本

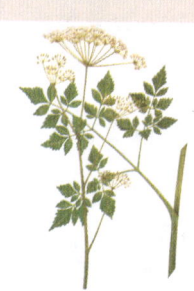

气味 (根)辛、温、无毒。

❀释名 亦名藁茇、鬼卿、地新、微茎。

主治

❶**小儿疥癣** 可用藁本煎汤沐浴,并搓洗换下来的衣服。

❷**头屑多** 藁本、白芷等分,研为末,夜间干擦于头上,清晨梳去,头屑自除。

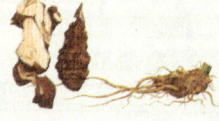

白芷

气味 (根)辛、温、无毒。

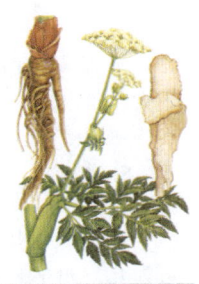

※ **释名** 亦名白茝、芳香、泽芬、苻蓠、莞，叶名蒿麻、药。

主治

❶ **肺、胃、大肠三经的疾病** 李时珍说白芷"所在之病不离三经。如头目眉齿诸病，三经之风热也；如漏带痈疽诸病，三经之湿热也。风热者，辛以散之；湿热者，温以除之。为阳明主药，故又能治血病、胎病，而排脓、生肌、止痛。"

❷ **一切伤寒** 白芷一两、生甘草半两、姜三片、葱白三寸、枣一枚、豆豉五十粒，加水二碗，煎药服下令发汗，不汗再服。此方名"神白散"或"圣僧散。"

❸ **一切风邪** 治法同上。

❹ **伤风流涕** 白芷一两、荆芥穗一钱，研细。每次服二钱，茶送下。

❺ **偏正头风** 白芷（炒）二两五钱，川芎（炒）、甘草（炒）、川乌头（半生半熟）各一两，共研为末。每次服一钱，以细茶、薄荷汤送下。

❻头晕　白芷洗晒后研细,炼蜜为丸,如弹子大。每嚼服一丸,茶汤或荆芥汤送下。

❼风热牙痛　白芷一钱、朱砂五分,共研为末,炼蜜为丸,如芡子大。常取以擦牙,有效。又方:白芷、吴茱萸等分,泡水漱口,吐去涎水。

❽眼病　用白芷、雄黄等分,共研为末,炼蜜为丸,如龙眼大,外裹以朱砂。每次服一丸,饭后以茶送下,一天服两次。此方名"还睛丸"。

❾口齿气臭　白芷七钱,研细。每次服一钱,饭后以,清水送下。

姜黄

气味　(根)辛、苦,大寒,无毒。

※ **释名**　保鼎香。

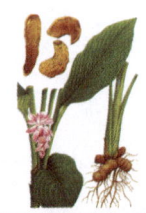

主治

❶心痛难忍　用姜黄一两、桂三两,共研为末,每次服一钱,醋汤送下。

❷产后血痛(腹内有血块)　姜黄、桂心等分,研为末,酒冲服一匙,血下尽后即愈。

❸疮癣初发　用姜黄研末外涂,甚效。

牡丹

气味 甘、微辛,有小毒。

释名 亦名鼠姑、鹿韭、百两金、木芍药、花王。

主治

① 疝气(觉气胀不能动) 牡丹皮、防风等分,研为末,每次服二钱,酒送下。

② 妇女恶血(血往上冲,脸红易怒) 牡丹皮半两、干漆(烧至烟尽)半两,加水二杯,煎取一杯服下。

③ 伤损瘀血 牡丹皮二两、虻虫二十一只(熬过),同捣碎。每天早晨服一匙,温酒送下。

④ 刀伤后内出血 牡丹皮研细,水冲服少许。瘀血可自尿中排出。

⑤ 下部生疮(已破口) 牡丹末一匙,以水送服。一天三次。

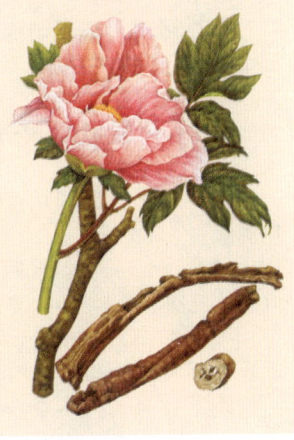

木香

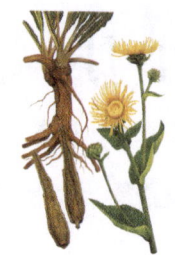

气味 （根）辛、温、无毒。

❋ 释名 亦名蜜香、青木香、五木香、南木香。

主治

❶ **中气不省**（闭目不语，状如中风） 木香研细，以冬瓜子煎汤灌下三钱。痰盛者，药中加竹沥和姜汁。

❷ **胃气闷胀，不思饮食** 木香、诃子各二十两，捣烂筛过，加糖制成丸，如梧子大。每次服三十丸，空腹以酒送服。此方名"青木香丸"。

❸ **心气刺痛** 木香一两、皂角（炙）一两，共研为末，制成丸，如梧子大。每次服五十丸，开水送下。

❹ **疼痛无定处** 用温水调磨木香成浓汁，加热酒服。

❺ **小肠疝气** 木香四两，酒三斤煮过。每日取酒饮三次。

❻ **气滞腰痛** 木香、乳香各二钱，酒浸后置于饭上蒸，以酒调服。

❼ **突然耳聋** 木香一两切片，放苦酒中浸一

夜，取出加麻油一合，微火煎过，滤去药渣，滴耳。一天三至四次。

❽霍乱转筋（腹痛）　木香末一钱，放入一杯木瓜汁中，加热酒调服。

❾痢疾（包括久痢）　木香一块（方圆一寸）、黄连半两，同在半升水中煎干。单取木香切片，焙干研细，分三次服。第一次用橘皮汤送下；第二次用陈米汤送下；第三次用甘草汤送下。

❿肠风下血　木香、黄连等分，研为末，放入猪大肠中，两头扎定，煮到极烂，然后去药食肠，或连药捣为丸吞服。

⓫小便浑浊，状如精液　木香、没药、当归等分，研为末。以刺棘心榨汁和药成丸，如梧子大。每次服三十丸，饭前以盐汤送下。

⓬小儿阴肿（阴茎肿大，或缩小，疼痛）　木香、枳壳（麸炒）各二钱半，炙甘草二钱，水煎服。

⓭各种痈疽、疮疖　木香、黄连、槟榔等分，研为末，油调搽患处。

⓮蛇虫咬伤　用木香不限量，煎水服，有奇效。

⓯腋下、阴下湿臭或已成疮　用好醋浸木香夹于腋下、阴下，或研末搽敷患处。

⓰牙痛　木香末加少许麝香揩牙，同时以盐汤漱口。

高良姜

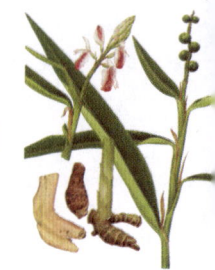

气味 （根）辛、大温、无毒。

✽ 释名
亦名蛮姜，子名红豆蔻。

主治

❶ **霍乱吐泻** 高良姜（炙令焦香）五两，加酒一升，煮三四沸，一次服完。

❷ **脚气欲吐**（患脚气病的人，容易发吐。） 高良姜一两，加水三升，煮取一升，一次服完。如急切间找不到高良姜，可以母姜一两代替，清酒煎服。疗效不及高良姜，然亦有效。日常生活，注意早餐多食，午餐少食，晚餐不食，或喝少许豉粥。有发吐感觉时，立即服药。

❸ **心脾冷痛**（即胃痛） 高良姜四两切片，分成四份：一两以陈米半合炒黄，去米；一两以陈壁土半两炒黄，去土；一两以巴豆三十四粒炒黄，去豆；一两以斑蝥三十四个炒黄，去蝥。另取吴茱萸一两，酒浸一夜后，同高良姜一起再炒，共研为末，以浸吴茱萸的酒调药做成丸子，如梧子大。每次服十五丸，空腹以姜汤送下。此方名"高良姜丸"。

郁金

气味 （根）辛、苦，大寒、无毒。

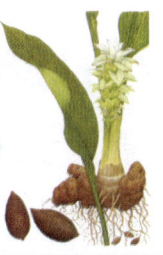

释名 亦名马蒁、马莲。

主治

❶ **癫狂症** 郁金七两、明矾三两，共研为末，加薄糊制成丸，如梧子大。每次服五十丸，开水送下。

❷ **厥气心痛** 郁金、附子、干姜等分，研为末，加醋做成丸，如梧子大。以朱砂包裹。每次服三十丸，男子用酒，女子用醋送服。

❸ **产后心痛**（血气上冲欲死） 郁金（烧存性）研细，取二钱，以米醋调灌能转危为安。

❹ **鼻血、吐血** 郁金研细，以井水送服二钱。病重者再服一次。

❺ **尿血** 郁金一两、葱白一握，加水一碗煎取三合，温服。一天服三次。

❻ **风痰壅塞** 郁金一分、藜芦十分，共研为末。每取少许以温浆水调下，再用一杯浆水漱口吐涎，可以吃少许东西压一下药味。

❼ **痔疮肿痛** 将郁金研末，加水调匀搽患处。

补骨脂

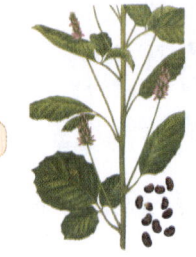

气味 （子）辛、大温、无毒。

释名 亦名破故纸、婆固脂、胡韭子。

主治

❶ **元阳衰损**（手脚沉重，夜多盗汗） 补骨脂四两（炒香），菟丝子四两（酒蒸），胡桃肉一两（去皮），乳香、没药、沉香各二钱半（研细），炼蜜成丸，如梧子大。每次服二三十丸，空腹以盐汤或温酒送下。自夏至起到冬至止，每天服一次。药名为"补骨脂丸"，可壮筋骨、益元气。

❷ **虚劳**（五劳七伤） 补骨脂一斤，酒浸一夜后晒干，加乌油麻（黑芝麻）一升炒至麻子炸响，簸去麻子，只取补骨脂研为末，以醋煮面糊制丸，如梧子大。每次服二三十丸，空腹以温酒盐汤送下。

❸ **肾虚腰痛** 补骨脂一两，炒后研为末。每次服三钱，温酒送下。或加木香一钱亦佳。又方：补骨脂（酒浸，炒）一斤，杜仲（去皮，姜汁浸，炒）一斤，胡桃肉（去皮）二十个，共研为末，以

蒜捣泥一两，调和上药成丸，如梧子大。每次服二十丸，空腹以酒送下；妇女用淡醋汤送下。常服本方可壮筋骨，调血脉，乌须发，益颜色。此方名"青娥丸"。

❹ **妊妇腰痛** 补骨脂二两，炒香后研成末。先嚼胡桃肉半个，然后用温酒调服药末二钱。此方名"通气散"。

❺ **定心补肾** 养血返精丸：补骨脂（炒）二两、白茯苓一两，共研为末；另取没药五钱，以无灰酒浸后煮化，调入上药末捏成丸，如梧子大。每次服三十丸，开水送下。"故纸补肾，茯苓补心，没药养血，三者既壮，自然身安。"

❻ **精气不固** 补骨脂、青盐等分，同炒为末。每次服二钱，米汤送下。

❼ **小便频数**（肾气虚寒） 补骨脂十两（酒蒸过）、茴香十两（盐炒过），共研为末，加酒、糊做成丸，如梧子大，每次服百丸，盐酒送下，或以熟米、猪肾和药煨吃亦可。

❽ **小儿遗尿** 补骨脂（炒过），研为末，每夜用开水冲服五分。

❾ **肾漏**（阴茎不痿，精常流出，痛如针刺） 补骨脂、韭子各一两，共研为末，每取三钱，加水二碗，煎至六分服下。一天服三次，直至病愈。

益智子

气味（仁）辛、温、无毒。

主治

❶ **小便频数**（膀胱气不足） 益智子（盐炒，去盐）、乌药等分，研为末；另用酒煮山药粉为糊，和药成丸，如梧子大。每次服七十丸，空腹以盐汤送下。此方名"缩泉丸"。

❷ **心虚尿滑及赤白二浊** 益智子仁、白茯苓、白术等分，研为末，每次服三钱，白开水调下。

❸ **白浊腹满** 益智仁（盐水浸、炒）、厚朴（姜汁炒）等分，加姜三片、枣一枚，水煎服。

❹ **腹胀痛，泻不止**（属气脱者） 益智子仁二两，浓煎饮下，泻立止。

❺ **妇女崩中** 益智子（炒，碾细）一钱，米汤加少许盐冲服。

❻ **口臭** 益智子仁一两、甘草二钱，共碾成粉，用舌头舔入口中。

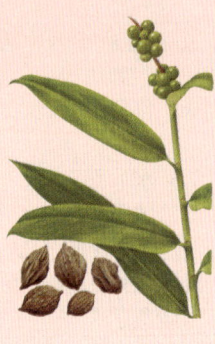

豆蔻

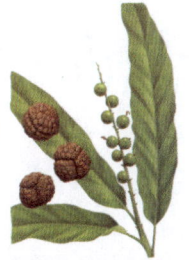

气味 （仁）辛、涩、温、无毒。

※ 释名 亦名草豆蔻、漏蔻、草果。

主治

❶ **心腹胀满，气短** 用豆蔻一两，去皮，研细。每次服半钱，木瓜生姜汤调下。

❷ **胃弱呕逆不食** 豆蔻仁二枚、高良姜半两，加水一碗合煮，去渣取汁，再倒入生姜汁半合，与白面和在一起做成面片，在羊肉汤中煮熟，空腹食面、肉，饮汤。

❸ **霍乱烦渴** 豆蔻、黄连各一钱半，乌豆五十粒，生姜三片，水煎服。

❹ **虚疟自汗不止** 豆蔻一枚，面裹煨熟，连面研细，加平胃散二钱，水煎服。

❺ **瘴疟**（热少寒多，或单寒不热。或虚热不寒） 豆蔻仁、熟附子等分，加水一碗、姜七片、枣一枚，煎取半碗服下。此方名"果附汤"。

莎草

气味 （根）甘、微寒、无毒。

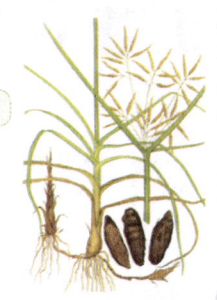

❋ 释名

亦名香附子、雀头香、草附子、水香棱、水巴戟、水莎、侯莎、莎结、夫须、续根草、地毛。

主治

❶ **未老先衰** 用香附子一斤，水浸一夜，取出擦去毛，炒黄，加茯神（去皮）四两，共研为末，炼蜜为丸，如弹子大。每晨服一丸，以降气汤送下。降气汤是用香附子（如上法处理）半两、茯神二两、炙甘草一两半，合煎而成。此方名"交感丹"。除了治未老先衰之外，还能治胸痞、拒食、虚冷遗精等症。

❷ **偏正头痛**（头目昏眩，热气上攻） 单用香附子一味，经去皮、煮、捣、晒、焙之后，研为细末，炼蜜为丸，如弹子大。每次取一丸，以水一碗，煎药至八成服下，妇女用醋汤煎服。此方名"一品丸"。

❸ **一切气病**（胸腹胀满、恶心、气逆、泛酸、烦闷等） 香附子一斤、缩砂仁八两、炙甘草四两，

共研为末,盐开水送服。或研成粗末煎服。此方名"快气汤"。

❹ **心腹刺痛** 香附子(去毛,焙)二十两、乌药十两、甘草(炒)一两,共研为末。每次服二钱,盐汤送下。

❺ **心腹诸痛**(心气痛、腹痛、小腹痛、血气痛等) 香附子二两、艾叶半两,同用醋汤蒸熟,去艾叶,炒香附子末,加醋糊丸,如梧子大。每次服五十丸,开水送下。此方名"艾附丸"。

❻ **湿肿** 香附子去皮,加米醋煮干,焙研为末。以米醋调糊制丸,如梧桐子大。常服,可使败水从小便排出。

❼ **疝气痛** 香附末二钱,以海藻一钱煎酒,空腹调下,服药食用海藻。

❽ **月经不调及其他妇科病** 大香附子(擦去毛)一斤,分作四份:一份醇酒浸,一份酽醋浸,一份盐水浸,一份童便浸。几日后,取出香附子洗净晒干,微焙研末,加醋调面糊做成丸,如梧子大。每次服七十丸,酒送下。瘦人,加泽兰、赤茯苓末二两;气虚,加四君子料;血虚,加四物料。此方名"四制香附丸"。

❾ **安胎顺气** 香附子炒后研细,浓煎紫苏汤送服一至二钱。加入砂仁亦可。此方名"铁罩散"。

❿ **妊娠恶阻**(胎气不安,呕吐酸水,饮食不进) 香附子二两、藿香叶、甘草各二钱,共研细。

每次服二钱，开水加盐送下。此方名"二香散"。

⑪**气郁吐血** 用童便调香附末二钱服。又方：香附子一两、白茯苓半两，共研为末。每次服二钱，陈粟米汤送下。

⑫**肺破咯血** 香附子一钱，研细，米汤送服。一天服两次。

⑬**尿血** 香附子、新地榆等分，分别煎汤。先服香附汤三五口，后服地榆汤至尽。一时无效，可照此再服。

⑭**各种下血** 用香附子浸童便中一天，取出捣碎，以米醋拌匀焙干研末。每次服二钱，米汤送下。又方：香附子以醋、酒各半煮熟，焙研为末，加黄秫米糊做成丸，如梧子大。每次服十丸；米汤送下。一天服两次。又方：香附子末二钱，加百草霜、麝香各少许同服，见效很快。

⑮**脱肛** 香附子、荆芥穗等分，研为末。每次取一匙，加水一碗，煎沸十多次后，淋洗患处。

⑯**肝虚目痛（冷泪，羞明）** 香附子一两、夏枯草半两，共研为末。每次服一钱，茶汤送下。

⑰**突然耳聋** 香附子（瓦炒）研末，早晚各服二钱，萝卜子煎汤送下。药忌铁器。

⑱**牙痛** 香附子、艾叶煎汤漱口，同时用香附子末擦牙。又方：香附子（炒存性）三两，青盐、生姜各半两，共研为末，每日擦牙。

薰草

气味 甘、平、无毒。

释名 亦名零陵香、蕙草、香草、燕草、黄零草。

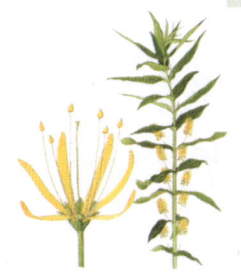

主治

❶ **伤寒下痢** 薰草、当归各二两，黄连四两，加水六升，煮取二升服下。一天服三次。

❷ **头风眩晕**（痰逆、恶心、懒食） 薰草、藿香叶、香附子（炒）等分，研为末。每次服二钱，茶汤送下。一天服三次。

❸ **小儿鼻塞头热** 薰草一两，羊髓三两，慢火熬成膏，去滓，以膏揉摩背上。每天三至四次。

❹ **头风白屑** 薰草、白芷等分，加水煎成汁，倒入鸡蛋白调匀，搽于头部数十次，以后永不生屑。

❺ **牙齿疼痛** 用薰草叶煎水含漱。

❻ **梦遗失精** 薰草汤：薰草、人参、白术、白芍药、生地黄、茯神、桂心、炙甘草各二两，大枣十二枚，加水八升煮取三升，分两次服。

泽兰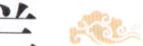

气味 （叶）苦、微温、无毒。

❋释名 亦名水香、都梁香、虎兰、虎蒲、龙枣、孩儿菊、风药。根名地笋。

主治

❶ **产后水肿，血虚浮肿** 泽兰、防己等分，研为末。每次服二钱，醋酒送下。

❷ **疮肿初起** 把泽兰捣烂封敷患处，有效。

❸ **损伤瘀肿** 治法同上。

❹ **产后阴翻**（产后阴户燥热，变成翻花状）泽兰四两，煎汤熏洗二三次后，再加枯矾一起煎洗。

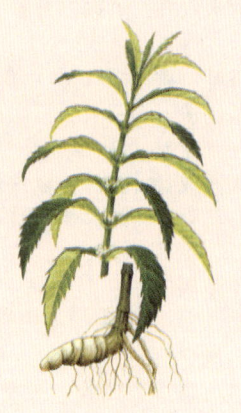

香薷

气味 辛、微温、无毒。

释名 亦名香菜、香茸、香菜、蜜蜂草。

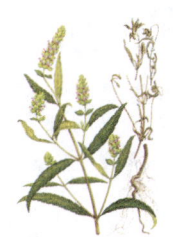

主治

❶ **伤暑**（暑天卧湿受风，或食生冷之物不节所致） 香薷一斤，厚朴（姜汁炙过）、白扁豆（微炒）各半斤，锉散。每次取五钱，加水二碗，酒半碗，煎取一碗，放水中待冷却后服下。连服两次很有效。此方名"香薷饮"。方中的扁豆可用黄连（姜汁炒）代替。

❷ **水肿** 干香薷五十斤，锉入锅中，加水久煮，去渣再浓煎至膏状，即做成丸子，如梧子大。每次服五丸，一天服三次，药量可以逐日渐增以小便通畅为愈。此方名"香薷煎"。又方：香薷叶一斤，水一斗，熬烂去渣，再熬成膏，加白术末七两制成丸，如梧子大。每次服十丸，米汤送下，白天服五次，晚上服一次。此方名"深师薷术丸"。

❸ **心烦胁痛** 香薷捣汁一二升服。

❹ **鼻血不止** 香薷研末，水冲服一钱。

假 苏

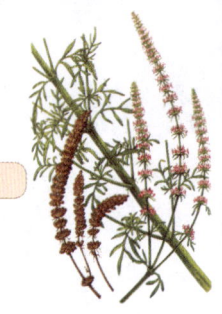

气味 （茎、穗）辛、温、无毒。

❋ **释名** 亦名姜芥、荆芥、鼠䘀蓂。

主治

❶ **风热头痛** 荆芥穗、石膏等分，研为末。每次服二钱，以茶调下。

❷ **风热牙痛** 荆芥根、乌桕根、葱根等分，煎汤随时含漱。

❸ **小儿惊证** 荆芥穗二两、明矾（半生半枯）一两，共研为末，制成糊丸，如黍米大，以朱砂为衣。每次服二十丸，姜汤送下。一天服两次。

❹ **一切偏风**（口眼歪斜） 青荆芥一斤、青薄荷一斤，一起研烂，取汁浓煎成膏。渗去药渣的三分之一，将剩余的三分之二晒干为末。以膏和末做成丸，如梧子大。每次服三十丸，白开水送下。早晚各服一次。

❺ **中风口噤** 荆芥穗研细，取二钱，酒送服。此方名"荆芥散"。

❻ **产后中风**（手足抽筋，角弓反张，不省人事） 荆芥穗微焙为末。每次服三钱，酒或童便

送下。口噤则挑齿灌入,齿紧则由鼻灌入。此方名"华佗愈风散",又名:"如圣散""举卿古拜散"等。

❼产后血眩(精神昏冒) 荆芥穗一两三钱、桃仁五钱(去皮尖)共炒研末。每次服三钱,水送下。如喘,加杏仁(去皮尖,炒)、甘草(炒)各三钱。

❽产后下痢 荆芥穗四、五枝,烧存性,不能触油火。烧好后加麝香少许,以热开水调下。

❾口鼻出血如泉涌(因酒色太过而致) 荆芥烧存性,研末。每次服二钱,陈皮煎汤送下。不超过两次可愈。

❿吐血不止 用荆芥连根洗过,捣汁半碗服下。又方:荆芥穗为研末,以生地黄汁调服二钱。

⓫尿血 荆芥、缩砂等分,研为末。每次服三钱,糯米汤送下。一天服三次。

⓬血崩 将荆芥穗在麻油灯上烧焦,研细。每次服二钱,童便送下。

⓭痔漏肿痛 用荆芥煮汤,每日外洗痛处。

⓮大便下血 荆芥(炒)为末,每次服二钱,米汤送下,妇女用酒送下。又方:荆芥二两、槐花一两,同炒,研细。每次服三钱,茶送下。

⓯疗肿诸毒 荆芥一把,切细,加水五升煮取一升,分两次冷饮。

薄荷

气味 （茎、叶）辛、温、无毒。

❋ 释名 亦名蕃荷菜、吴菝荷、南薄荷、金钱薄荷。

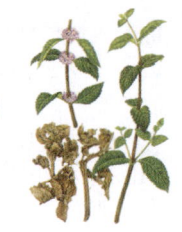

主治

❶ **清热化痰**（利咽膈，治风热） 薄荷研细，炼蜜制成丸，如芡子大。每次含一丸。用白砂糖调丸亦可。

❷ **眼睑红烂** 薄荷在生姜中浸一夜，取出晒干，研为末。每次取一钱，以开水泡制后洗眼。

❸ **瘰疬** 新薄荷二斤、皂荚一个（水浸去皮），捣烂取汁，置于器皿内熬成膏加黑牵牛（半生半炒）各一两、连翘末半两、皂荚仁一两半，一起捣烂调匀制丸，如梧子大。每次服三十丸，煎连翘汤送下。

❹ **鼻血不止** 薄荷汁滴入鼻中，或以干薄荷水煮，以棉球裹汁塞鼻。

❺ **血痢不止** 薄荷叶煎汤常服。

❻ **火毒成疮** 薄荷煎汁随时涂搽。

菊

气味 （花、叶、根、茎、种）苦、平、无毒。

❋ 释名

亦名节华、女节、女华、女茎、日精、更生、傅延年、金蕊、阴成、周盈。

主治

❶ **风热头痛** 菊花、石膏、川芎各三钱，共研为末。每次服一钱半，茶调下。

❷ **膝风痛** 菊花、陈艾叶制作成护膝，敷在膝部，长期应用有效。

❸ **病后生翳** 白菊花、蝉蜕等分，研为末，每用二至三钱，加蜜少许，水煎服。

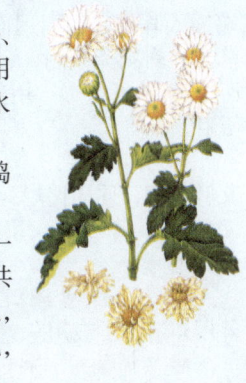

❹ **妇女阴肿** 甘菊花捣烂煎汤，趁热先熏后洗。

❺ **眼目昏花** 甘菊花一斤、红椒（去子）六两，共研为末。加鲜地黄汁和丸，如梧子大。每次服五十丸，临睡时以茶送下。

艾

气味 （叶）苦、微温、无毒。

❋ **释名** 亦名冰台、医草、黄草、艾蒿。

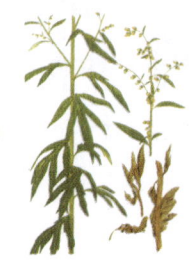

❀ **主治**

❶ **妊娠伤寒**（身大热，发斑其色由红变黑，尿血） 取艾叶一团，如鸡蛋大，加酒三升，煮取二升半，分两次服。

❷ **中风口歪** 用五寸左右的小苇管一根，一端插入耳内，四周用面密封，另一端用艾灸七壮。病患在右则灸左侧，病患在左则灸右侧。

❸ **中风口噤** 用熟艾灸承浆穴与颊车穴，各五壮。

❹ **咽喉肿痛** 嫩艾捣汁，细细咽下。又方：艾叶一把，同醋捣烂，敷于喉部。

❺ **癫痫诸风** 用熟艾灸前后阴之间。灸数随年岁增减。

❻ **小儿脐风撮口** 用艾叶烧灰。满填脐中，外用布缚定。或用蒜盖脐部，隔蒜用艾绒灸之。

❼ **头风面疮**（痒而且流黄水） 艾二两，加醋一升，煎成浓汁，摊在纸上敷贴疮，一天换二至

三次。

⑧**蛔虫病**（心痛如刺，口吐清水） 白熟艾一升，加水三升，煮取一升内服，服后可将虫吐出。又方：取生艾捣汁，天明时，先吃少许果脯等甜食，随后服艾汁一升，可把虫打下。

⑨**白痢** 陈艾四两、干姜（炮）三两，共研为末，加醋煮陈米糊成丸，如梧桐子大。每次服七十丸，空腹以米汤送下。

⑩**久痢** 艾叶、陈皮等分，煎服。也可将这两味药共研为末，加酒煮烂制成丸。每次服二至三十丸，盐汤送下。

⑪**痔疮** 先用槐枝柳枝煎汤洗过，再以艾灸七壮。血秽泻后即愈。

⑫**妊娠下血** 艾叶三两，川芎、甘草各二两，当归、地黄各三两，芍药四两，放入水五升、清酒五升，煮取三升，再加阿胶二两令化尽。每次服一升，日服三次。此方名"胶艾汤"。

⑬**胎动**（或腰痛、或抢心，或下血，或倒产） 用艾叶一团，如鸡蛋大，加酒四升煮取二升，分两次服。

⑭**妇女崩中，血出不止** 用熟艾一团，如鸡蛋大，阿胶（炒为末）半两，干姜一钱，水五碗，同煎服（先煮艾、姜至二碗半，倒出药汁，加阿胶化开，分三次服，一天服尽）。

⑮**产后下血** 干艾叶、老生姜各半两，煎浓

汤服。

⑯ **忽然吐血** 熟艾三团,加水五升,煮取二升饮服。又方:熟艾烧灰。取二钱,水送服。

⑰ **盗汗不止** 熟艾二钱、白茯神三钱、乌梅三个,加水一杯煎取八分,临睡前温服。

⑱ **火眼肿痛** 用艾烧烟,将碗盖住,待烟烧尽,刮取碗内烟煤,以温水调匀洗眼,水中加少许黄连汁更好。

旋复花

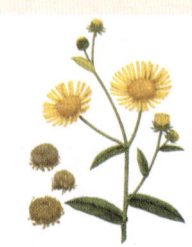

气味 (花)咸、温、有小毒。

* **释名** 亦名金沸草、金钱花、滴滴金、盗庚、夏菊、戴椹。

主治

❶ **中风壅滞** 用旋复花洗净,焙过,研细,炼蜜为丸,如梧子大。临睡前以茶汤送下五至十丸。

❷ **小儿眉癣**(小儿眉毛、眼睫因生过癣后不能复生) 旋复花、赤箭(即天麻苗)、防风等分,研为末,洗净患处,以油调涂。

❸ **耳后生疮**(月蚀疮) 旋复花烧过研细。以羊油调涂患处。

茵陈蒿

气味 （茎、叶）苦，平、微寒，无毒。

释名
亦名绒蒿、细叶青蒿。

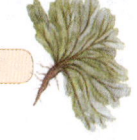

主治

❶ **高热黄疸** 用茵陈切细煮汤饮服，生食亦可。亦治伤寒头痛、风热痒疟，利小便。此方名"茵陈羹"。

❷ **遍身风痒** 用茵陈煮浓汤洗浴即愈。

❸ **疬疡风病**（身上出现斑块，白色成片） 用茵陈蒿两把，加水一斗五升，煮取七升，先以皂荚汤洗，再以茵陈汤洗。隔一天一次。

❹ **风疾挛急**（手足不能自由伸缩） 茵陈蒿一斤、秫米一石、面三斤，和匀照常法酿酒，每日饮服。

❺ **遍身黄疸** 茵陈蒿一把，同生姜一块捣烂，每日擦胸前和四肢。

❻ **眼热红肿** 茵陈蒿、车前子等分，煎汤，以细茶调服数次。

夏枯草

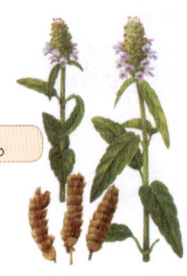

气味 （茎、叶）苦、辛，寒，无毒。

❋ **释名** 亦名夕句、乃东、燕面、铁色草。

主治

❶ **肝虚目痛**（冷泪不止，羞明畏光）。夏枯草半两、香附子一两，共研为末。每次服一钱，茶汤调下。

❷ **赤白带下** 夏枯草开花时采收，阴干，研为末。每次服二钱，饭前以米汤送下。

❸ **血崩** 夏枯草研为末，每次服一小匙，米汤调下。

❹ **产后血晕** 夏枯草捣烂，绞汁服一碗，极效。

❺ **打伤、刀伤** 把夏枯草捣碎或嚼碎后敷在伤处。

❻ **瘰疬**（不论已溃未溃，或日久成漏） 夏枯草六两，加水两杯，煎取七成，饭后温服。体虚者，可用夏枯草煎汁熬膏服，并以膏涂患处，同时用十全大补汤加香附、贝母、远志煎服更好。

刘寄奴草

气味 苦、温、无毒。

释名 亦名金寄奴、乌藤菜。

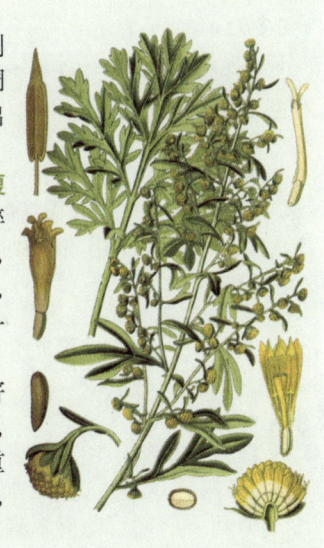

主治

❶ **大小便血** 刘寄奴研末,以茶调匀,空腹服二钱,出血即止。

❷ **打伤瘀血在腹内者** 刘寄奴、骨碎补、延胡索各一两,加水二升,煎取七合,又倒入酒、童便各一合,一次温服。

❸ **赤白痢** 刘寄奴、乌梅、白姜等分,水煎服。赤色,加重乌梅的用量;白色,加重姜的用量。

苎麻

气味 （根、叶）甘、寒、无毒。

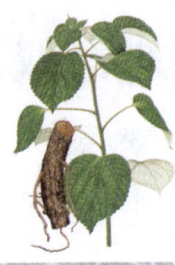

❋ **释名** 亦名宁麻、圆麻、天青地白草。

主治

① **咳嗽痰哮** 苎麻根（煅烧存性）研细，取生豆腐蘸药三至五钱食用。如无效，可用肥猪肉二三片蘸药吃，有效。

② **小便不通** 苎麻根、蛤粉各半两，共研为末。每次服二钱，空腹以新汲水送下。

③ **小便血淋** 用苎麻根煎汤一次服下。

④ **妊娠胎动**（妊妇忽下黄色恶汁如胶，或如小豆汁，腹痛难忍） 用苎麻根（去黑皮、切细）二升、白银一块，加水九升煮取四升。每次取出一升，入酒半升煎取一升。分作二次服下。不用银亦可。

⑤ **肛门肿痛** 用生苎麻根捣烂，涂搽患处或纳入肛门。

⑥ **背痈初起** 苎麻根捣烂敷于患处，一天换药几次，肿消即愈。

⑦ **丹毒** 苎麻根煮成浓汁，一天洗三次。

恶实

气味 （子）辛、平、无毒。
（根、茎）苦、寒、无毒。

※ **释名** 亦名鼠粘、牛蒡、大力子、蒡翁菜、便牵牛、蝙蝠刺。

主治

❶ **风水身肿** 牛蒡子二两，炒过，研细。每次服二钱，温水送下。一日服三次。

❷ **风热浮肿**（咽喉闭塞） 用牛蒡子一合，炒半生半熟，研细。每次服一匙，热酒送下。

❸ **小舌痛** 用牛蒡子（炒）、甘草（生）等分，为末。水煎含咽。此方名"启关散"。

❹ **风热瘾疹** 牛蒡子（炒）、浮萍等分为末。每次服二钱，以薄荷汤送下。

❺ **风龋牙痛** 牛蒡子（炒过）水煎含漱。

❻ **妇女吹乳** 牛蒡子二钱、麝香少许，温酒小口送下。

❼ **关节肿痛**（风热攻犯手指，赤肿麻木，甚至攻达肩背两膝，遇暑热则便秘） 用牛蒡子三两，新豆豉（炒）、羌活各一两，共研为末。每次服二钱，白开水送下。

❽ **流行性热证**（小热不退，烦躁发渴，四肢无

力，不思饮食）用牛蒡根捣汁服一小碗，有效。

⑨ **一切风疾，年久不愈** 牛蒡根一升，生地黄、枸杞子、牛膝各三升，装在袋子里，浸泡于三升酒内。每天取饮适量。

⑩ **老人中风**（口目抽动，烦闷不安） 牛蒡根去皮，取一升，晒干，磨成面，加大米四合，合做成饼，在豉汁中煮熟，添葱、椒等调味。经常空腹食用，极有效。

⑪ **头面忽肿，或连手足红肿** 用牛蒡根洗净研末，加酒煎成膏，平摊在布上敷贴肿处。同时以热酒送服牛蒡根末一两匙，即感肿消痛减。

⑫ **头风白屑** 牛蒡叶捣汁，熬浓涂于头皮上。第二天早晨以皂荚水洗去。

⑬ **喉中热肿** 牛蒡根一升，加水五升，煎取一升，分三次服下。

⑭ **热毒牙痛，齿龈肿** 牛蒡根一斤捣汁，加盐花一钱，在银器中熬成膏，涂擦牙龈。

⑮ **项瘿** 牛蒡根一升，加水三升，煮取一升半，分三次服下。或将根研为末，炼蜜为丸，常服。

⑯ **小便不通、脐腹急痛** 牛蒡叶汁、生地黄汁各二合，和匀，加蜜二合。每取一合，以水半碗煎沸几次，调滑石末一钱服下。

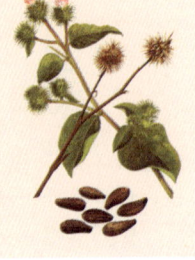

枲耳

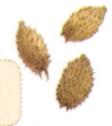

气味 （实）甘、温、有小毒。
（茎、叶）苦、辛，微寒，有小毒。

※ **释名**　亦名胡枲、常思、苍耳、卷耳、爵耳、猪耳、耳珰、地葵、羊负来、道人头、进贤菜、喝起草、野茄、缣丝草。

主治

❶ **久疟不愈**　用苍耳子或根、茎，焙过，研为末，加酒、糊做成丸，如梧子大。每次服三十丸，酒送下。一天服两次。用生苍耳捣汁服亦可。

❷ **大腹水肿，小便不利**　苍耳子烧灰，葶苈子研末各等分。每次服二钱，水送下。一天服两次。

❸ **风湿挛痹**　苍耳子三两，炒为末，又水一升半，煎取七合，去滓咽下。

❹ **牙痛**　苍耳子五升，加水一斗，煮取五升，趁热含漱，冷即吐去另换热汁。用茎、叶煮水含漱或水中加少量盐都有效。

❺ **鼻渊流涕**　苍耳子（炒）研为末，每次服一至二钱，开水送下。

❻ **眼目昏暗**　苍耳子一升，研细，加白米半升煮粥每天吃。

❼ **诸风头晕**　将苍耳叶晒干，

研细。每次服一钱,酒调下。若有呕吐,则以蜜和药末成丸,如梧子大。每次服二十丸。十日后病愈。

❽ **痔疮** 苍耳茎、叶研细,每次服一匙,水送下。

灯芯草

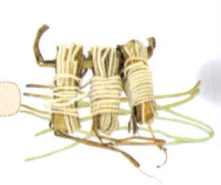

气味 (茎、根)甘、寒、无毒。

❋ 释名
亦名虎须草、碧玉草。

主治

❶ **伤口流血** 灯芯草嚼烂敷患处。

❷ **鼻血不止** 灯芯草一两为研末,加朱砂一钱。每次服二钱,米汤送下。

❸ **喉痹** 灯芯草一把,瓦上烧存性,加炒盐一匙,每取少许吹入喉中。又方:灯芯草灰二钱,加硼砂粉一钱,和匀,吹喉。又方:将灯芯草、箬叶烧灰,等分和匀,吹喉。又方:将灯芯草、红花烧灰,以酒送服一钱。

❹ **失眠** 用灯芯草煎水代茶饮。

❺ **湿热黄疸** 用灯芯草根四两,加酒、水各半,煮半日,放置一夜,温服。

天名精

气味 （叶、根）甘、寒、无毒。

❋ 释名

亦名天蔓菁、天门精、地菘、玉门精、麦句姜、蟾蜍兰、蛤蟆蓝、豕首、彘颅、活鹿草、皱面草、母猪芥。果实名鹤虱，根名杜牛膝。

🌼 主治

❶ **吐血** 天名精晒干研细，每次服一至二钱，白茅花泡汤调服。

❷ **咽喉肿塞，痰涎壅滞** 天名精根、叶捣烂绞汁，以鹅毛蘸取扫入喉部。又方：天名精根、鼓捶草一同捣汁灌下。灌喉不行，可灌鼻。有吐就好。又方：天名精（春夏用茎，秋冬用根）一把、绿矾半两，同研细，点患处，吐出脓血、痰涎即愈。

❸ **风毒瘰疬** 将天名精捣烂敷患处，药干后即更换。

❹ **疔疮肿毒** 将天名精叶和酒糟一起，捣烂敷患处。

❺ **蛔虫、蛲虫** 将天名精的果实研为细末，每次服一匙，肥肉汤送下。

麻黄

气味 （茎）苦、温、无毒。
（根节）甘、平、无毒。

释名
亦名龙沙、卑相、卑盐。

主治

❶ **流行热病**（初起阶段） 麻黄一两，以四升水煮取二升，去沫去渣，加米一汤匙及豆豉适量煮成粥。患者先用热水洗澡，然后食粥，盖厚被以取汗，汗出即愈。

❷ **伤寒黄疸** 麻黄一把去节，以棉布包裹，加酒五升，煮取半升，一次服完，微汗见效。此方名"麻黄醇酒汤"。

❸ **里水黄肿**（一身面目黄肿脉沉、小便不利） 麻黄四两，加水五升煮，去沫，再加甘草二两，煮取三升。每次服一升。盖厚被使之出汗。不汗，须再次服药。注意避风寒。此方名"甘草麻黄汤"。

❹ **风痹冷痛** 麻黄（去根）五两、桂心二两，共研为末，加酒二升，以慢火熬成糖稀状。每次服一匙，热酒调下，汗出见效。注意避风。

❺ **产后腹痛，血下不止** 麻黄去节研成末。每次服一匙，一日二至三服，血下尽即止。

❻ **心下悸病**（即心胆怯惧，胸部不快） 半夏、麻黄等分，研为末，炼蜜和丸，如小豆大。每次服三丸，水送下。一日服三次。此方名"半夏麻黄丸"。

❼ **中风** 将麻黄一秤（去根）在慢火上加水煎熬，去沫，再逐步少量加水，熬成膏后收存备用。每次服一至两匙，热汤送下。

❽ **盗汗、阴汗** 麻黄根、牡蛎粉共研为末，扑于身上。又方：麻黄根、椒目等分，研为末。每次服一钱，酒送下。外用麻黄根、旧蒲扇共研为末，扑于身上。

❾ **诸虚自汗**（夜卧更甚，久则枯瘦） 用黄芪、麻黄根各一两，加牡蛎（淘米水浸洗后煅过）一起制成散剂。每次服五钱，以水二碗、小麦百粒煎服。

❿ **阴囊湿疮** 麻黄根、石硫黄各一两，米粉一合，共研为末，涂敷患处。

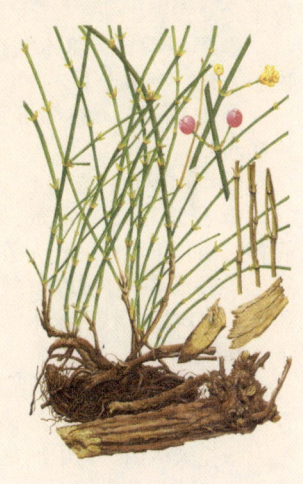

木贼

气味 （茎）甘、微苦，无毒。

释名
亦名锉草、笔头草、节骨草。

主治

❶ 目昏多泪　木贼（去节）、苍术（淘米水泡过）各一两，共研为末。每次服二钱，茶调下。或炼蜜为丸吞服。

❷ 急喉痹塞　将木贼在牛粪火上烧存性，每次服一钱，冷水送下，血出即安。

❸ 血痢不止　木贼五钱，水煎温服。一天服一次。

❹ 泻血不止　方同上，两天服两次。

❺ 肠痔下血　木贼、枳壳各二两，干姜一两，大黄二钱半，一起在锅内炒黑存性，研细。每次服二钱，粟米汤送下。甚效。

❻ 大肠脱肛　木贼（烧存性）研为末，敷于肛部，并把大肠托入体内。药中加龙骨亦可。

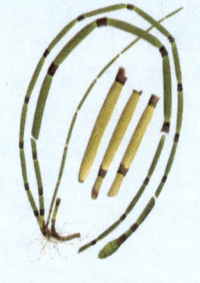

地黄

气味 （生地黄）甘、大寒、无毒。
（熟地黄）甘、微苦，微温，无毒。

* **释名** 亦名苄（音户）、芑（音起）、地髓。

主治

① **吐血唾血** 用生地黄不拘多少，三捣三压，滤取全部液汁装瓦器中盖严，在热水中熬浓，去渣煎成糖稀状，做成丸，如弹子大。每次服一丸，温酒送下。一天服两次。此方名"地黄煎"，具有补虚、除热、去痛疖的作用。

② **补血生精** 地黄（切碎）二合，与米同煮，熟后以酥二合、蜜一合同炒香放入，再煮熟食下。此方名"地黄粥"。

③ **明目补肾** 用生、熟地黄各二两，川椒红一两，共研为末，蜜为丸，如梧子大。每次服三十丸，空腹以盐汤送下。

④ **虚损**（或大病后，或积劳后，四体沉滞，骨肉酸痛，呼吸力少；或小腹拘急，咽干唇燥，饮食无味，多卧少起） 用生地黄二斤、面一斤，捣烂炒干研为末。每次服一匙，空腹以酒送下。一天服三次。

❺病后虚汗（口干心躁）　熟地黄五两，加水三碗，煎取一碗半，分三次服，一天服完。

❻咳嗽唾血，痈疽劳瘵　将生地黄汁十六斤、人参末一斤半、白茯苓末三斤、白沙蜜十斤，拌匀，置于砂锅中以桑木小火熬三昼夜，成膏。每次服一匙，开水或酒送下。此方名"琼玉膏"。

❼吐血便血　地黄汁六合，铜器煮沸，加牛皮胶一两，等化尽后再加姜汁半杯。分三次服完。

❽小便带血、吐血、耳鼻出血　用生地黄汁半升、生姜汁半合、蜜一合，调匀服。

❾月经不止　生地黄汁一碗，加酒一碗煎服。一天服两次。

❿月经不调，久不受孕　用熟地黄半斤、当归二两、黄连一两，在酒中浸泡一夜，取出焙干研细为末，炼蜜为丸，如梧子大。每次服七十丸，米汤或温酒送下。

⓫妊娠漏胎，下血不止　生地黄汁一升，以酒四合煮沸数次后服下，不止再服。又方：将生地黄研为末，酒冲服一匙，昼夜各服一次。又方：生地黄、熟地黄等分，研为末。每次服半两，空腹以白术、枳壳煎汤调下，每日服二次。此方名"二黄丸"。

⓬妊娠胎动　生地黄捣汁，煎沸，加鸡蛋白一枚，搅匀服下。

⓭产生血痛（腹中有硬块作痛）　熟地黄一

斤、陈生姜半斤,同炒干研为末。每次服二钱,温酒调下。此方名"黑神散"。

⑭**产后中风** 用生地黄五两捣出汁,生姜五两也捣出汁;将生地黄渣浸于姜汁中,生姜渣浸于生地黄汁中,一夜后取两药炒黄,焙干,研细。每次服一匙,酒送下。

⑮**胞衣不出** 生地黄汁一升,苦酒三合,调匀温服。

⑯**热闷昏迷** 生地黄汁一碗灌下。如大渴饮水不止,则取生地黄根、生薄荷叶等分捣烂,榨汁,加麝香少许,冷水调服。觉心下顿凉,即不再服药。

⑰**疔肿乳痈** 用生地黄捣烂敷患处,药变热,即更换。

⑱**跌打损伤,瘀血在腹** 生地黄汁三升,加酒一升半,煮取二升半,分三次服完。

⑲**眼睛红痛** 生地黄、黑豆各二两,捣成膏,临睡前先以盐汤洗眼,再以药膏涂盖在眼皮上。次日晨,用清水洗去药膏。

⑳**牙齿动摇** 用以棉包裹生地黄放口中细嚼,令药汁作用于齿根,最后将汁咽下。

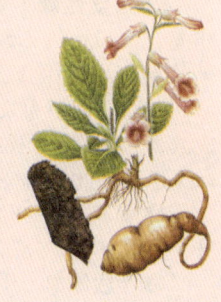

牛膝

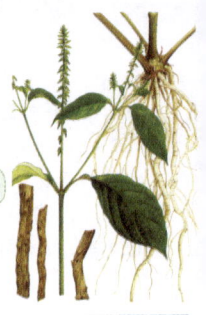

气味 （根）苦、酸，平，无毒。

释名 亦名牛茎、百倍、山苋菜、对节菜。

主治

❶ **劳疟积久** 长牛膝一把，生切细，加水六升，煮取二升，分三次服完（清晨一服，未发疟前一服，临发疟时一服。）

❷ **消渴不止**（下元虚损） 牛膝五两，研细，浸入生地黄汁五升中。日晒夜浸，直到汁尽。炼蜜为丸，如梧子大。每次服三十丸，空腹以温酒送下。久服于身体有益。

❸ **妇女血病**（月经淋闭，月经不来，绕脐寒疝痛，产后血气不调，腹中结瘕症不散诸病） 将牛膝在酒中浸一夜，取出焙干；另将干漆炒令烟尽。各取一两研为末，加生地黄汁一升，慢火上熬成浓膏状制成丸，如梧子大。每次服二丸，空腹以米汤送下。此方名"万病丸"。

❹ **胞衣不下** 牛膝八两、葵子一合，加水九升，煎取三升。分三次服。

❺ **产后尿血** 用川牛膝水煎常服。

❻ **喉痹乳蛾** 鲜牛膝根一把、艾叶七片,调入人乳捣和,取汁灌入鼻内。不久,痰涎从口鼻流出即愈。不用艾叶亦可。又方:牛膝捣汁和陈醋灌鼻。

❼ **口舌疮烂** 用牛膝浸酒含漱,亦可煎饮。

❽ **牙齿疼痛** 牛膝研末含漱,也可将牛膝烧灰敷于患处。

鸭跖草

气味 (苗)苦、大寒、无毒。

❋ 释名
亦名鸡舌草、碧竹子、竹鸡草、竹叶菜、淡竹叶、耳环草、碧蝉花、蓝姑草。

主治

❶ **小便不通** 鸭跖草一两、车前草一两,共捣出汁,加蜜少许,空腹饮服。

❷ **赤白下痢** 用鸭跖草煎汤每日饮服。

❸ **喉痹肿痛** 用鸭跖草汁点喉。

❹ **痔疮肿痛** 将鸭跖草、碧蝉儿花一同搓软,敷贴患处。

麦门冬

气味 （根）甘、平、无毒。

❈ **释名** 亦名禹韭、禹余粮、忍冬、忍凌、不死草、阶前草。

主治

❶ 消渴 把大苦瓜捣成汁,浸泡麦门冬二两,一夜后取出麦门冬,去心捣烂,加黄连(去皮毛)研末,做成丸,如梧子大。每次服五十丸,饭后服。一天服两次。两天后当可见效。

❷ 吐血、鼻血 麦门冬(去心)一斤,捣烂取汁,加蜜三合,调匀,分两次服下。

❸ 齿缝出血 用麦门冬煎汤漱口。

❹ 咽喉生疮 麦门冬一两、黄连半两,共研为末,炼蜜为丸,如梧子大。每次服二十丸,麦门冬煎汤送下。

❺ 下痢口渴 麦门冬(去心)三两、乌梅肉二十个,锉细,加水一升,煮取七合,细细饮下,有效。

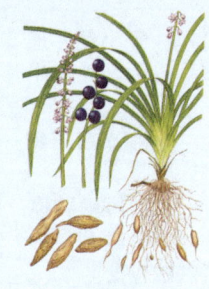

紫菀

气味 （根）苦、温、无毒。

❋ 释名 亦名青菀、紫蒨、返魂草、夜牵牛。

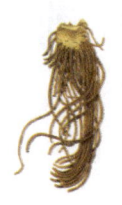

主治

❶ **肺伤咳嗽** 紫菀花五钱，加水一碗，煎取七成，温服。一天服三次。

❷ **久咳不愈** 紫菀、款冬花各一两，百部半两，捣碎研为末。每次取三钱，以姜三片、乌梅一个煎汤调下。一天服两次。

❸ **吐血咳嗽** 紫菀、五味子炒过，共研为末，炼蜜为丸，如芡子大。每次含化一丸。

❹ **产后下血** 用紫菀末五撮，水冲服。

❺ **缠喉风痹** 紫菀根一条，洗净，放入喉部，涎出病即渐愈。

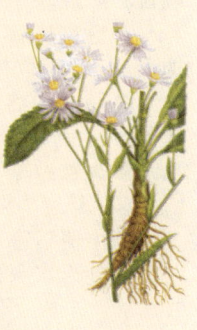

车 前

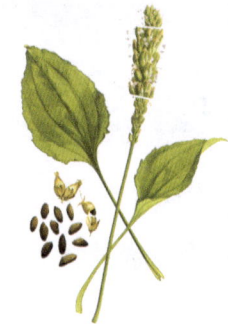

气味 （子）甘、寒、无毒。

❋ 释名 亦名当道、牛遗、牛舌草、车轮菜、地衣、蛤蟆衣。

主治

❶ **血淋作痛** 车前子晒干研细，每次服二钱，车前叶煎汤送下。

❷ **老人淋病（身体发热）** 用车前子五合，煮汁，去渣，用汁煮米粥吃，有效。常服此方，亦可明目。

❸ **妊妇热淋** 车前子五两、葵根（切）一升，加水五升，煎取一升半，分三次服。

❹ **阴囊冷痛** 车前子研细，每次服一匙，水送下，一天服两次。

❺ **久患内障** 车前子、干地黄、麦门冬等分，研为末，炼蜜为丸，如梧子大。常服有效。

❻ **小便不通** 车前叶一斤，加水三升煎取一升半，分三次服完。又方：上方再加冬瓜汁或桑叶汁。

❼ **小便尿血** 用车前捣汁五合，空腹服。

❽ **鼻血不止** 将车前叶捣汁饮服。

❾**刀伤** 将车前叶捣烂涂敷伤处。

❿**湿气腰痛** 和车前叶连根、葱白连须各七棵，枣七枚，煮酒一瓶常服。

⓫**目翳初起** 车前叶、枸杞叶等分，揉出汁，包裹入两层桑叶中，悬挂在阴凉的地方，次日打开桑叶，以汁点眼。

败 酱

气味 （根）苦、平、无毒。

❈ **释名** 亦名苦菜、泽败、鹿肠、鹿首、马草。

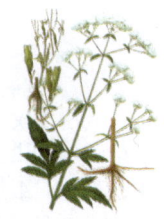

主治

❶**腹痛有脓** 薏苡仁十分、附子二分、败酱五分，共捣为末。每取一匙，加水二升，煎取一升，一次服下。

❷**产后恶露** 败酱、当归各六分，续断、芍药各八分，川芎、竹茹各四分，生地黄（炒）十二分，加水二升，煮取八合，空腹服下。

❸**产后腹痛** 败酱五两，加水四升，煮取二升，每次服二合，一天服三次。

甘遂

气味 （根）苦、寒、有毒。

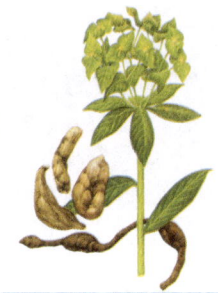

释名 亦名白泽、主田、鬼丑、陵泽、甘泽、重泽、苦泽。

主治

❶ **水肿腹满** 甘遂（炒）二钱二分、牵牛一两半，共研为末，煎为水剂，随时服用。

❷ **身面浮肿** 甘遂二钱，生研为末，放入猪肾中，外包湿纸煨熟食用。每日吃一至四次。如觉腹鸣，小便亦通畅，即是见效。

❸ **肾水流注**（腿膝挛急，四肢肿痛） 用上方加木香四钱。每次取二钱，煨熟，温酒嚼下。泻下黄水为验。

❹ **水鼓气喘** 甘遂、大戟各一两，慢火炙后，共研为末。每取二至三分，加水半碗，煎沸几次，待温服下。不过十服即可见效。

❺ **脚气肿痛** 甘遂半两、木鳖子仁四个，共研为末。每次取四钱，放入猪肾中，用湿纸包好煨熟，空腹以米汤送下。不过十服即可见效。

❻ **疝气偏肿** 甘遂、茴香等分，研为末。每

次服二钱，酒送下。

❼瘀证（发热、盗汗、胸背疼痛）　将甘遂包在面中，放浆水内煮十沸，去掉面皮，在微火上将甘遂炒黄，研为末。大人每次服三钱，小儿每次服一钱，临睡时以冷蜜水送服。服药期间忌食油腻鱼肉。

❽消渴　甘遂（麸炒）半两、黄连一两，共研细，加蒸饼做成丸，如绿豆大。每次服二丸，薄荷汤送下。服药期间忌食甘草。

❾癫痫　甘遂二钱研为末，放入猪心中。用绳子系好煨熟。取出药，加朱砂末一钱，分成四份。每次服一份，以用过的猪心煎汤调下。此方名"遂心丹"。以大便下恶物为效，否则须再次服药。

❿小儿马脾风（风热喘促，闷乱不安）　甘遂（包面中，煮过）一钱半、朱砂（水飞）二钱半、轻粉少许，共研为末。服时，先取少许浆水，滴入少许油，然后放药末二至三分在油上。等药下沉，去浆灌服。此方名"无价散"。

⓫麻木疼痛　甘遂二两、蓖麻子仁四两、樟脑一两，共捣作饼，敷贴患处。此方名"万灵膏"。同时内服甘草汤。

⓬突然耳聋　甘遂半寸，以棉包裹插入耳内，口中嚼少许甘草。

决明

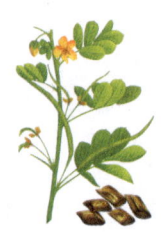

气味 （子）咸、平、无毒。

释名 亦名马蹄决明。

主治

① **多年失明** 决明子二升研为末，每次服一匙，饭后以稀粥送下。

② **青盲、雀目**（青盲是眼睛外观正常，但看不见；雀目即夜盲） 决明一升、地肤子五两，共研为末，加米汤做成丸，如梧子大，每次服二三十丸，米汤送下。

③ **眼睛红肿** 决明子炒后研细，加茶调匀敷于太阳穴处，药干即换，一夜肿消。

④ **头风热痛** 治方同上。

⑤ **鼻血不止** 决明子研为末加水调和，敷于胸口处。

⑥ **癣疮蔓延** 决明子一两研为末。加水银、轻粉少许，研至极细。擦破癣疮后敷药。

⑦ **背疽初起** 决明子一升（捣碎）、生甘草一两，加水三升，煮取一升，分两次服下。

连翘

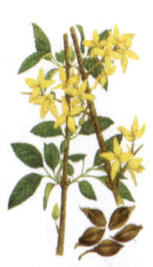

气味 （茎、叶）苦、平、无毒。（根）甘，寒、平，有小毒。

※ 释名 亦名异翘、旱莲子、兰华、三廉。根名连轺、折根。

主治

❶ **瘰疬结核** 连翘、芝麻等分，研为末，随时吞服。

❷ **痔疮肿痛** 先用连翘煎汤熏洗，后以绿矾加麝香少许敷贴。

❸ **痈疽肿毒** 连翘草及根各一升，加水一斗六升，煮取三升饮服。出汗为见效。

蓝

气味 （实）苦、寒、无毒。（叶汁）苦、甘，寒，无毒。（吴蓝）苦、甘、冷，无毒。

※ 释名 分蓼蓝、吴蓝两种。

主治

❶ **小儿赤痢** 将蓝叶绞汁二升，分四次服。

❷惊痫发热 干蓝、凝水石等分,研为末,加水调匀敷于额头。

❸咳嗽气冲(喉里呼吸有声,唾很黏) 蓝叶,捣烂取汁一升,空腹服下;再将杏仁研碎煮米粥服食。照上法服药、吃粥,待痰吐尽,病即愈。

❹服药过量,中毒烦闷 将蓝叶绞汁饮服。

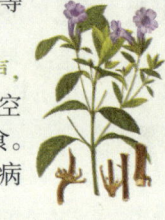

半边莲

气味 辛、平、无毒。

※ 释名 一种生长在潮湿地的小草。秋天开小花,只有半边开裂,如莲花形状,故名。亦名急解索。

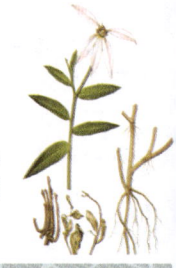

 主治

❶蛇咬伤 将半边莲捣烂,取汁饮下。药渣敷于伤处。

❷气喘 半边莲、雄黄各二钱,共捣成泥,放碗内盖好,等颜色变青后,加饭做成丸,如梧子大。每次服九丸,空腹以盐汤送下。

青黛

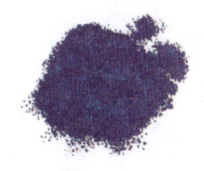

气味 咸、寒、无毒。

释名 亦名靛花、青蛤粉。

主治

❶ **肺热咯血** 青黛一两、杏仁（以牡蛎粉炒过）一两，一起研匀，加黄蜡化和做成三十个饼子，称为"青饼子"。每次吃饼时，取半个干柿子夹定，外用湿纸裹好，煨香嚼吃，伴以米粥。一天吃三次。

❷ **小儿疳痢** 随不同年龄大小，取适量青黛，以水研匀服下。《宫气方》说："孩儿杂病变成疳，不问强羸女与男。烦热毛焦鼻口燥，皮肤枯槁四肢瘫。腹中时时更下痢，青黄赤白一般般。眼涩面黄鼻孔赤，谷道开张不可看。引方便是'青黛散'，孩儿百病服之安。"

❸ **烂眼** 用青黛、黄连泡水洗。

❹ **瘰疬未穿** 将青黛、马齿苋一同捣烂，每日涂敷患处。

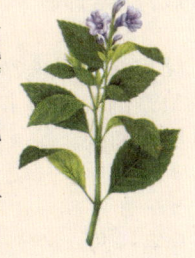

虎杖

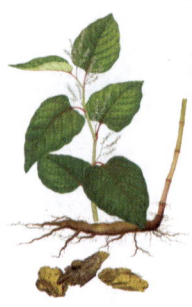

气味 （根）甘、微温、无毒。

* **释名** 亦名苦杖、大虫杖、斑杖、酸杖。

主治

❶ **小便淋** 将虎杖研为末，每次服二钱，米汤送下。

❷ **月经不通** 虎杖三两，凌霄花、没药各一两，共研为末。每次取一钱，热酒送下。又方：虎杖一斤，去头、晾干、研细，在一斛水中浸一夜，煎取二斗。加土瓜根汁、牛膝汁各二斗，一起熬浓至糖稀状。每次服一合，酒送下。昼两服，夜一服，月经即通。

❸ **腹内突长结块，坚硬如石，痛如刺** 虎杖根一石，洗净，捣成末，掺入五升米饭中搅匀，倒入好酒五斗浸泡。每次饮一升半，忌食鲜鱼和盐。

❹ **气奔怪病**（皮肤下面发响声，遍身痒不可忍，抓之血出亦不止痒） 虎杖、人参、青盐、细辛各一两，水煎服，一次饮尽。

谷精草

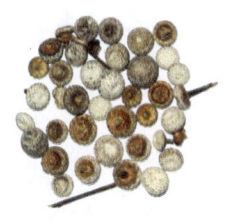

气味 （花）辛、温、无毒。

❋ 释名

亦名戴星草、文星草、流星草。

主治

❶ **脑痛、眉痛** 谷精草二钱、地龙三钱、乳香一钱，共研为末。每次取用半钱，放在筒中点燃，以烟熏鼻。

❷ **偏正头痛** 谷精草研为末，加白面糊调匀平摊在纸上贴于痛处，干了即换。又方：谷精草末、铜绿各一钱，芒硝半分，混匀，随头痛的左、右吸入相应鼻孔中。

❸ **鼻血不止** 将谷精草研为末，每次服二钱，熟面汤送下。

❹ **目中翳膜** 谷精草、防风等分，研为末，米汤冲服，勘验。

❺ **小儿雀盲（夜盲）** 用羊肺（张绍棠味古斋版本是用羊肝）一具，原物不洗，用竹刀剖开，放入谷精草一撮置于瓦罐内煮熟，每天吃一些，有效。也可在炙熟后捣烂制成绿豆大的丸子。每次服三十丸，茶送下。忌用铁器煮。

海金沙

气味 甘、寒、无毒。

释名 亦名竹园荽。

主治

❶ **热淋急痛** 将海金沙阴干,研末。每次取二钱,煎生甘草汤调服。药中加滑石亦可。

❷ **小便不通,脐下闷满** 海金沙一两、蜡南茶半两,一起捣碎。每次服三钱,生姜、甘草煎汤送下。一天服两次。

❸ **小便膏淋如油** 用海金沙、滑石各一两,甘草梢二钱半,共研为末。每次服二钱,麦门冬煎汤调服。一天服两次。

❹ **血淋** 海金沙研为末。每次服一钱,用红糖水送下。

❺ **脾湿肿满**(腹胀如鼓,气喘,不能俯卧) 海金沙三钱、白术四两、甘草半两、黑牵牛头一两半,共研为末。每次服一钱,水送下。能泻为好。此方名"海金沙散"。

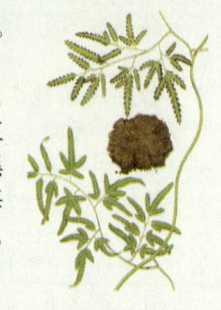

紫花地丁

气味 苦、辛,寒,无毒。

释名 亦名箭头草、独行虎、羊角子、米布袋。

主治

① 黄疸内热　将紫花地丁研末,每次服三钱,酒送下。

② 痈疽恶疮　紫花地丁(连根)、苍耳叶等分,捣烂,加酒一杯,搅汁服下。

③ 痈疽发背　将三伏天收取的紫花地丁草捣碎,和白面,放盐醋中浸泡一夜,贴疮上,极有效。

④ 疔疮肿毒　用紫花地丁捣汁服。又方:将紫花地丁、葱头、生蜜一起捣烂敷贴患处。又方:紫花地丁根去粗皮,同白蒺藜共研为末。加油调匀涂敷患处。

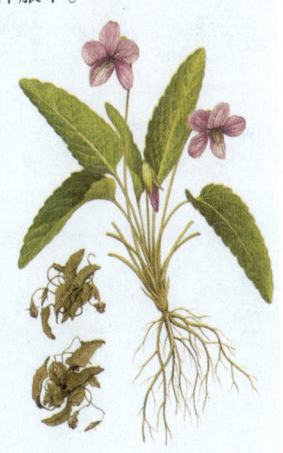

商 陆

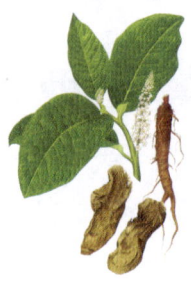

气味 （根）辛、平、有毒。

✻ 释名 亦名当陆、章柳、白昌、马尾、夜呼。

主治

❶ **湿气脚软** 将商陆根切成小豆大，先煮熟，再加绿豆同煮成饭，每日进食，病愈为止。

❷ **水气肿满** 将商陆根去皮，切成豆大颗粒，装一碗，再加糯米一碗同煮成粥，每日空腹食用。微泻为好，服药期间不得杂食。又方：白商陆六两，捣取汁半合，加酒半升，根据病人情况适量给服，腹泻为效。又方：白商陆一升、羊肉六两，加水一斗煮取六升，去渣，和葱豉一起煨汤吃。

❸ **腹中症结**（硬如石块，刺痛异常） 将商陆根捣汁或蒸烂，平摊布上，敷贴于在患处，药冷即换，昼夜不停。

❹ **产后腹大、坚满，喘不能卧** 商陆根一两、大戟一两半、甘遂（炒）一两，共研为末。每次服二至三钱，热汤调下，腹泻即停药。引方名"白圣散"。

蓖麻

气味 （子）甘、辛，平，有小毒。

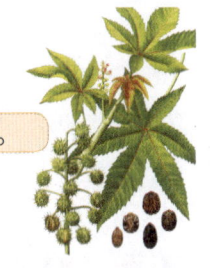

※ **释名** 蓖亦作蜱，即牛虱，其子儿有麻点，故名蓖麻。

主治

❶ **半身不遂，将失音不语** 取蓖麻子油一升、酒一斗，在铜锅中煮熟，细细服下。

❷ **口眼歪斜** 蓖麻子仁捣成膏，左边斜则贴右眼，右边斜则贴左眼。有效。

❸ **风气头痛** 乳香、蓖麻仁等分，捣成饼，敷贴太阳穴。又方：蓖麻仁半两、枣肉十五枚，捣烂涂在纸上，将纸卷成筒子插入鼻中，有清鼻涕流下即愈。

❹ **鼻塞不通** 蓖麻子仁二十粒、枣（去皮）一枚，捣匀，以棉包裹塞鼻中。一天换药一次。三十天后鼻通，嗅觉恢复。

❺ **急性喉痹，牙关咬紧** 将蓖麻仁研烂摊在纸上，将纸卷作筒，点燃烧出烟，熏吸喉部，此方名"圣烟筒"。

❻ **咽中疮肿** 蓖麻子仁一粒、朴硝一钱，同

研细,以新汲水送服,连进二、三服,很见效。

❼水气胀满　蓖麻子仁研细,加水得三合,清晨一顿服尽,中午有青黄水排出。身体强壮的人,蓖麻子可用五粒。

❽脚气病　蓖麻子仁七粒,去壳,研烂,同苏合香调匀贴于足心,痛即止。

❾小便不通　蓖麻仁三粒,研细,包成纸捻,插入尿道,即通。

❿子宫脱出　蓖麻子仁、枯矾等分为末,平铺于纸上,贴敷于子宫并将其托上;同时以蓖麻子仁十四枚,研成膏状涂在头顶的中央。

⓫催生下胎(不拘活胎、死胎)　蓖麻子仁二粒、巴豆二个、麝香一分,共研匀,贴于脐和并足心上。

⓬一切毒肿　将蓖麻子仁捣烂,敷贴患处。

⓭疠风(鼻塌下,手指弯曲,指节疼痛,渐至断落)　蓖麻子仁一两去皮,黄连一两锉如豆大,同泡在水一升中,几日后,取蓖麻子仁一粒劈破,以泡药的水送服。服用蓖麻子的量可逐渐增到四五枚。稍有腹泻,并不碍事,泡药的水用完后,可添加新水。两月后试吃大蒜猪肉,用如不发病,即服药已经收效,如仍发病则继续服药。

⓮瘰疬结核　蓖麻子仁炒后去皮,临睡时服二至三枚,有效。以后忌吃炒豆。

半夏

气味 （根）辛、平、有毒。

释名 亦名守田、水玉、地文、和姑。

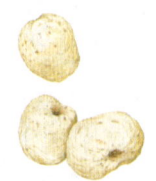

主治

❶ **老人风痰** 半夏（泡七次，焙过）、芒硝各半两，共研为末，加入白面一两捣匀，用水调和做成丸，如绿豆大。每次服五十丸，姜汤送下。

❷ **风痰头晕**（呕逆目眩，面色黄，脉弦） 生半夏、生天南星、寒水石（煅）各一两，天麻半两，雄黄二钱，小麦面三两，共研为末，用水调和成饼，在开水中煮至浮起，取出捣烂做成丸，如梧子大。每次服五十丸，姜汤送下。极效。亦治风痰咳嗽、二便不通、风痰头痛等病。

❸ **热痰咳嗽**（烦热面赤，口燥心痛，脉洪数） 半夏、天南星各一两，黄芩一两半，共研为末，加姜汁浸蒸饼做成丸，如梧子大。每次服五十至七十丸，饭后以姜汤送下。此方名"小黄丸"。

❹ **湿痰咳嗽**（面黄体重，贪睡易惊，消化力弱，脉缓） 半夏、天南星各一两，白术一两半，共研为末加薄糊做成丸，如梧子大。每次服五十至

七十丸姜汤送下。此方名"白术丸"。

❺**气痰咳嗽**(面白气促,洒淅恶寒,忧愁不乐,脉涩) 半夏、天南星各一两,官桂半两,共研为末,制成糊丸,如梧子大。每次服五十丸,姜汤送下。此方名"玉粉丸"。

❻**呕吐反胃** 半夏三升、人参三两、白蜜一升,加水一斗二升,调和扬搅百遍,煮取三升半,温服一升。一天服两次。亦治膈间支饮。

❼**黄疸喘满**(患者小便自利,不可除热) 半夏、生姜各半斤,加水七升,煮取一升五合,分两次服下。

❽**老人虚秘**(脾肾阳虚导致大便便秘结) 半夏(泡、炒)、生硫黄等分,研为末,加自然姜汁煮糊成丸,如梧子大。每次服五十丸,空腹以温酒送下。此方名"半硫丸"。

❾**失血喘急**(吐血下血,崩中带下,喘急痰呕,中满宿瘀) 将半夏捶扁,包在以姜汁调匀的面中,放火上煨黄,研为末,加米糊成丸,如梧子大。每次服三十丸,白开水送下。 喉痹肿塞 将生半夏末放入鼻内,涎出见效。 骨哽在咽 将半夏、白牙等分,研为末,取一匙,水冲服,即可呕出骨鲠。忌食羊肉。

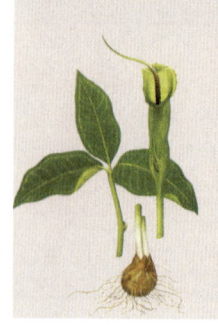

牵牛子

气味 （子）苦、寒、有毒。

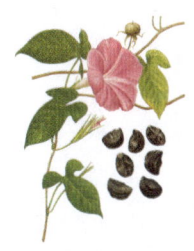

❋ **释名** 亦名黑丑、草金铃、盆甑草、狗耳草。

主治

❶ **大便不通** 将半生半熟的牵牛子，研为末。每次服二钱，姜汤送下。又方：加大黄等分。又方：加生槟榔等分。

❷ **水肿尿涩** 将牵牛研末，每次服一匙，以小便通利为度。

❸ **浮肿气促，坐卧不安** 牵牛子二两，微炒，捣成末，在乌牛尿一升中浸泡一夜，天明后加入葱白一把，煎沸十多次，分两次空腹服下。水即从小便排出。

❹ **脚肿** 将牵牛子捣成末，炼蜜为丸，如小豆大，每次服五丸，生姜汤送下。服药至小便通利为止。

❺ **风热赤眼** 白牵牛末加葱白同煮，研成丸，如绿豆大。每次服五丸，葱汤送下，服后睡半小时。

❻ **脸上粉刺** 用黑牵牛末，调入面脂药中，每日洗搽脸部。

射干

气味 （根）苦、平、有毒。

❋ 释名　亦名乌扇、乌吹、乌蒲、凤翼、鬼扇、扁竹、仙人掌、紫金牛、野萱花、草姜、黄远。

🌼 主治

❶ 咽喉肿痛　射干花根、山豆根，阴干研为末，吹入喉部，有特效。

❷ 喉痹不通　用射干一片，含在口中，咽下汁液。

❸ 二便不通（诸药不效）　射干根（生于水边者为最好）研汁，服下一碗即通。

❹ 腹部积水，皮肤发黑　将射干根捣汁，服一杯腹水即下。

❺ 阴疝肿刺　治方同上。

❻ 乳痈初起　取射干根（要像僵蚕状）和萱草根，共研为末，加蜜调敷患处，极有效。

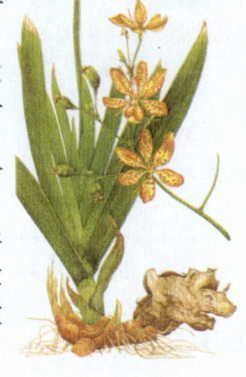

曼陀罗花

气味 （花、子）辛、温、有毒。

释名 亦名风茄儿、山茄子。

主治

① **脸上生疮** 用曼陀罗花晒干，研为末，取少许敷贴疮上。

② **小儿慢惊** 用曼陀罗花七朵，天麻二钱半，全蝎（炒）十个，天南星（炮）、朱砂、乳香各二钱半，共研为末。每次服半钱，薄荷汤调下。

③ **大肠脱肛** 曼陀罗子连壳一对、橡斗十六个，一同锉碎，用水煎沸三五沸，加入朴硝少许，洗患处。

④ **作麻醉药** 秋季采曼陀罗花、火麻子花，阴干等分，研为末，热酒调服三钱。一会儿人即昏昏如醉。割疮灸火宜先服此，即不觉痛苦。

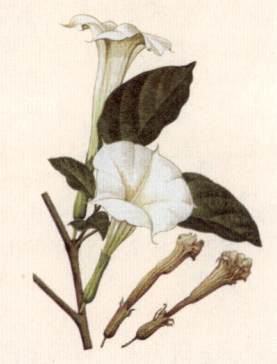

菟丝子

气味 （子）辛、甘，平，无毒。

释名 亦名菟缕、菟累、菟芦、赤网、玉女、唐蒙、火焰草、野狐丝、金线草。

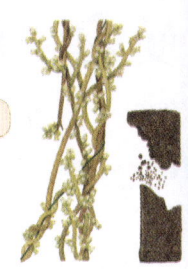

主治

❶ 消渴不止 用菟丝子煎汁随意饮服，以止为度。

❷ 白浊遗精（思虑太过，心肾虚损） 菟丝子五两、白茯苓三两、石莲肉二两，共研为末，加酒制成丸，如梧子大。每次服三十至九十丸，空腹以盐汤送下。此方名"茯菟丸"。

❸ 小便赤浊（心肾不足，精少血燥，口干烦热，头晕心慌） 菟丝子、麦门冬等分，研为末，炼蜜为丸，如梧子大，每次服七十丸，盐汤送下。

❹ 腰膝疼痛或顽麻无力 菟丝子（洗过）一两、牛膝二两，酒泡后取出晾干，研为末，将原酒煮糊调药成丸，如梧子大。每次服二三十丸，空腹以酒送下。

❺ 肝伤目暗 菟丝子三两，酒浸三天，取出晾干，研为末，以鸡蛋白和药成丸，如梧子大。每

次服二十九,空腹以温酒送下。

❻**肛门红肿** 将菟丝子炒至色黄黑,研为末,加鸡蛋白调匀涂搽患处。

使君子

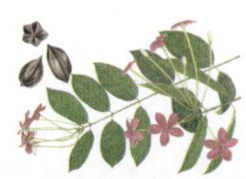

气味 甘、温、无毒。

※ **释名** 亦名留求子。

主治

❶**小儿脾疳** 使君子、芦荟等分,研为末。每次服一钱,米汤送下。

❷**小儿痞块**(腹大,肌瘦而黄,渐成疳疾) 使君子仁三钱、木鳖子仁五钱,共研为末,调入少许水做成丸,如龙眼大。每取一丸,放入一个破了顶的鸡蛋中,在饭上蒸熟,空腹服。

❸**蛔虫病** 将使君子研为末,五更时以米汤调服一钱。

❹**小儿虚肿**(头面、阴囊都有浮肿) 使君子一两去壳,加蜜五钱炙,研细。每次服一钱,饭后以米汤送下。

❺**虫牙疼痛** 用使君子煎汤频漱。

栝楼

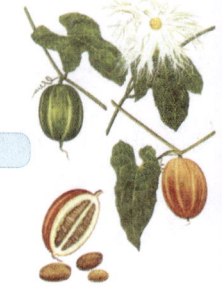

气味 （实、根）苦、寒、无毒。

❋ **释名** 亦名果蓏、瓜蒌、天瓜、黄瓜、地楼、泽姑，根名白药、天花粉、瑞雪。

🌼 **主治**

❶ 痰咳不止　栝楼仁一两、文蛤七分，共研为末，以浓姜汁调成丸，如弹子大，嚼在口中将汁咽下。

❷ 干咳　用熟栝楼捣烂，加蜜等分，再加明矾一钱，共熬成膏，随时口含咽汁。

❸ 痰喘气急　栝楼二个、明矾如枣大一块，同烧存性，研细，以熟萝卜蘸食。药尽病除。

❹ 肺痿咳血　栝楼五十个（连瓤瓦焙）、乌梅肉五十个（焙过）、杏仁（去皮尖，炒）二十一个，共研为末；另将猪肺切薄片，每片掺入一小撮药末，炙熟，冷嚼咽下。一天两次。

❺ 妇女夜热（痰嗽，月经不调，形瘦）　栝楼仁一两，青黛、香附（童便浸，晒）各一两五钱，共研为末，加蜜调匀，口中嚼化。

❻ 黄疸　青栝楼焙后研为末。每取一钱，加

水半碗，煎取七成，临睡时服，五更有黄物泻下，即为见效。此方名为"逐黄散"。

❼**小便不通，腹胀** 栝楼焙后研为末。每次服二钱，热酒送下。服至病愈为止。

❽**吐血** 栝楼用泥封住，煅烧存性，研为末。每次服三钱，糯米汤送下。一天服两次。

❾**便血** 栝楼一个烧灰，加赤小豆半两，共研为末。每次服一钱，空腹以酒送下。

❿**咽喉肿痛，不能发声** 栝楼皮、白僵蚕（炒）、甘草（炒）各二钱半，共研为末。每次服三钱半，姜汤送下。一天服两次。或以棉包裹半钱含咽。此方名"发声散"。

⓫**诸痈发背** 栝楼捣为末，每次服一匙，水送下。

⓬**风疮疥癣** 生栝楼一两个，打碎、酒泡一昼夜，取酒热饮。

⓭**消渴** 将大栝楼根（天花粉）去皮，切细，水泡五天，每天换水。五天后取出捣碎，过滤，澄粉，晒干。每次服一匙，水化下，一天服三次。亦可将药加入粥及乳酪中食用。

⓮**小儿热病** 栝楼根末半钱，乳汁调服。

⓯**天泡湿疮** 栝楼不根末、滑石等分，研为末，以水调和搽涂患处。

⓰**折伤肿痛** 将栝楼根捣烂涂敷患处，再用厚布包住，热除痛即止。

预知子

气味（子、仁）苦、寒、无毒。

* **释名** 亦名圣知子、圣先子、盍合子、仙沼子。

* **主治**

❶ **精神病**（心气不足，精神恍惚，语言错妄，惊悸烦郁，忧郁惨凄，喜怒多恐，健忘少睡，夜多异梦，狂不知人） 预知子（去皮）、白茯苓、枸杞子、石菖蒲、茯神、柏子仁、人参、地骨皮、远志、山药、黄精（蒸熟）、朱砂（水飞）等分，研为末，炼蜜为丸，如芡子大。每嚼服一丸，人参汤送下。

❷ **疠风**（眉落、声变） 预知子、雄黄各二两，共研为末；另以乳香三两，水一斗，煮取五升，加入药末熬成膏，收存瓶。饭前一匙，温酒调下。

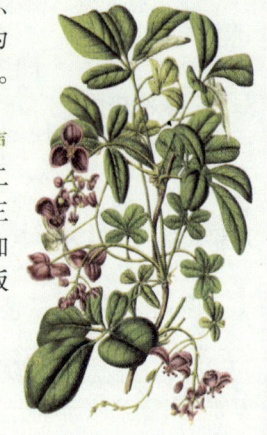

何首乌

气味 （根）苦、涩，微温，无毒。

释名 亦名交藤、夜合、地精、陈知白、马肝石、桃柳藤、九真藤、赤葛、疮帚、红内消。

主治

❶ **骨软风疾**（腰膝疼痛，遍身瘙痒，行步困难） 何首乌（以有花纹者为最好）、牛膝各一斤，同在好酒中浸泡七夜，取出晒干，捣烂，加枣肉和丸，如梧子大。每次服三十至五十丸。空腹以酒送下。

❷ **皮里作痛** 将何首乌末用姜汁调成膏涂搽痛处，搽后用布包住，以火烘鞋底熨按。

❸ **自汗不止** 何首乌研末，调入唾液，封脐上。

❹ **肠风下血** 何首乌二两，研为末。每次服二钱，饭前服，米汤送下。

❺ **破伤出血** 用何首乌末敷上即止。有特效。

❻ **瘰疬结核** 将何首乌根洗净，每日生嚼，并取叶捣烂涂敷患处。

天门冬

气味 （根）苦、平、无毒。

※ 释名
亦名颠勒、颠棘、天棘、万岁藤。

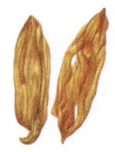

主治

❶ **肺痿咳嗽**（吐涎，咽燥而不渴） 生天门冬捣汁一斗、酒一斗、饴糖一升、紫苑四合，浓煎成丸，如杏仁大。每次服一丸，一天服三次。

❷ **肺痨风热** 天门冬（去皮、心）煮食，或晒干为末，炼蜜为丸服下。

❸ **风癫发作**（耳如蝉鸣，两胁牵痛） 用天门冬（去心、皮）晒干，碎捣研为末。每次服一匙，酒送下，一天服三次。宜久服。

❹ **小肠偏坠** 天门冬三钱、乌药五钱，水煎服。

❺ **痈疽** 天门冬三至五两，洗净，捣细，以好酒滤取汁，一次服下。未效，可再次服药，必愈。

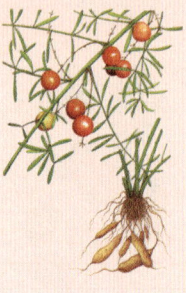

菝葜

气味 （根）甘、酸，平、温、无毒。

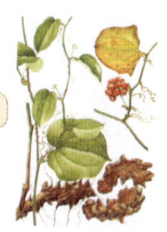

* **释名** 亦名金刚根、铁菱角、王瓜草。

主治

❶ **小便频数** 将菝葜根研为末，每次服三钱，睡前温酒送下。

❷ **赤白下痢** 菝葜根、腊茶等分，研为末，加白梅肉捣匀，做成丸，如芡子大。每次服五至七丸，小儿三丸。白痢，甘草汤送下；赤痢，乌梅汤送下。

❸ **沙石淋** 将菝葜根二两，研为末，每次服二钱，米汤送下。服后用地椒煎汤洗浴腰腹部，一会儿就可畅通。

❹ **消渴** 将菝葜半两捣为小块，加水三碗，乌梅一个，煮取一碗，温服。

❺ **风湿脚弱** 菝葜洗净、锉细，取一斛，加水三斛，煮取九斗，浸泡曲中，去渣，取一斛如常法酿酒，每日适量饮用。

羊蹄

气味 （根）苦、寒、无毒。

* **释名** 亦名蓄、秃菜、败毒菜、牛舌菜、羊蹄大黄、鬼目、东方宿、连虫陆、水黄芹，子名金荞麦。

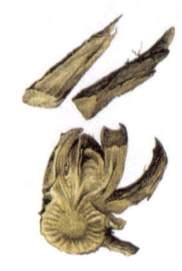

主治

❶ **便闭** 羊蹄根一两，加水一大碗，煎取六成，温服。

❷ **肠风下血** 将羊蹄根洗净，切细，加连皮老姜各半碗，上锅炒成红色，到入无灰烟，用碗盖上，片刻滤去渣，即可取适量饮服。

❸ **喉痹** 将羊蹄根在陈醋中研成泥。以布蘸药擦拭喉部至红为止。

❹ **顽癣** 将羊蹄根绞出汁，加轻粉少许，调成膏涂敷于患处，三五次即愈。又方：取羊蹄根五升，在桑柴火上煮沸四五次，取汁洗癣，同时将羊蹄汁配以明矾末涂搽。

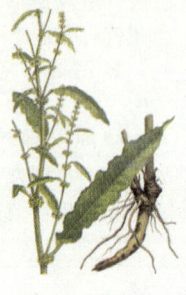

❺ 湿癣（痒不可忍，出黄水，愈后易复发） 将羊蹄根捣烂，和醋调匀将患部洗净后涂搽药膏。过后冷水洗去。一天敷一次。

百部

气味 （根）甘、微温、无毒。

※ 释名 亦名婆妇草、野天门冬。

主治

❶ **咳嗽** 用百部根泡酒，每次温服一升，一天服三次。又方：用百部、生姜各等分捣汁，取二合煎服。

❷ **遍身黄肿** 将新鲜百部根洗净，捣烂，敷脐上；以糯米饭半升，拌水酒半合，揉软后盖在药上，用布包好。一两天之后，口内有酒气，则水从小便排出，肿亦渐消。

❸ **熏衣去虱** 和百部、秦艽共研为末，放入竹笼中烧烟熏衣，虱自落。用上两药煮汤洗亦可。

土茯苓

气味 （根）甘、淡，平，无毒。

释名 亦名土萆薢、刺猪苓、山猪粪、草禹余粮、仙遗粮、冷饭团、硬饭、山地栗。

主治

❶ **骨挛痈漏**（筋骨疼痛，溃烂成痈，积年累月，终身成为废疾） 土茯苓一两，有热的加黄芩、黄连，气虚的加四君子汤，血虚的加四物汤，煎水代茶饮。又方：土茯苓四两、四物汤一两、皂荚子七个、川椒四十九粒、灯芯七根，煎水代茶饮。

❷ **瘰疬溃烂** 将土茯苓切片，或研为末，水煎服。或加在粥内食用。多吃为好。

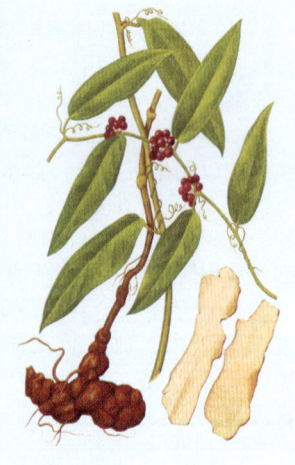

乌蔹莓

气味 酸、苦,寒,无毒。

释名
亦名五叶莓、拢草、拔、拢葛、五爪龙、赤泼藤。

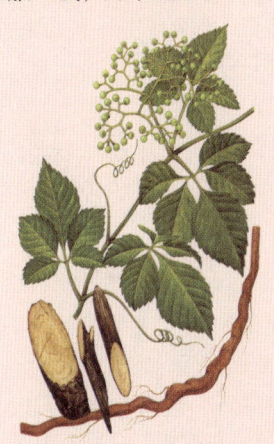

主治

1. **小便尿血** 将乌蔹莓阴干,研为末。每次服二钱,开水送下。

2. **颈下热肿**(俗名蛤蟆瘟) 将乌蔹莓捣烂涂敷肿处。

3. **乳痈、恶疮初起** 取乌蔹莓的藤或根一把、生姜一块。一起捣烂,加好酒一碗,绞取汁,热服令发汗,同时以药渣敷患处。

4. **跌打损伤** 乌蔹莓捣汁,加童便,热酒送服。

昆布

气味 咸、寒、滑、无毒。

释名 亦名纶布。

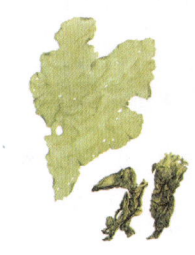

主治

❶ 瘿气结核，瘰疬肿硬　用昆布一两，洗去咸汁，晒干研为末。每取一钱，以棉裹好，放醋中浸后取出，口含咽汁味尽即换。

❷ 项下渐肿成瘿　昆布、海藻等分，研为末，炼蜜为丸，如杏核大。随时含咽。

海藻

气味 苦、咸，寒，无毒。

释名 亦名落首、海萝。

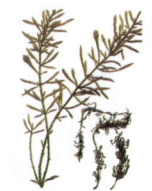

主治

❶ 项下瘰疬　用海藻一斤，装薄布袋中，以清酒二升浸泡，春季浸三日。每次服二合，一天服三次。药渣晒干，研为末，每次服一匙。一天服三

次，连服几剂，即消瘰疬。此酒名"海藻酒"。

❷ 蛇盘瘰疬，头项交接　海藻（荞面炒）、白僵蚕（炒）等分，研为末，加白梅汤调成丸，如梧子大。每次服六十丸，米汤送下。毒气必泄。

石韦

气味　苦、平、无毒。

释名　亦名石皮、石兰。

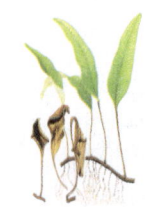

主治

❶ 小便淋痛　石韦、滑石等分，研为末，每取一小撮，水送服。

❷ 前有血　石韦研末，以茄子枝煎汤送服二钱。

❸ 气热咳嗽　石韦、槟榔等分，研为末，每次服二钱，姜汤送下。

❹ 崩中漏下　将石韦研为末，每次服三钱，温酒送下。

❺ 水肿　鲜石韦、鲜银花、鲜白茅根各一两，水煎，每日一剂。

❻ 胆道结石症　虎杖一两、茅莓、石韦、金钱草各五钱，鱼腥草三钱。水煎服。另方：石韦二

钱,方叶化石草、圆叶化石草各三至四钱,加红糖一两五钱,以水煎服。

❼ **泌尿系结石症** 肾菜、茅莓根各一两,石韦八钱,海金沙、金钱草各五钱。水煎服。 另方:海金沙、石韦、穿破石各一两,山乌桕根五钱。水煎服。

❽ **过敏性皮炎** 鲜石韦叶八两,洗净后加水一升半,煎至一升。用此药液热洗患处,每次十五分钟,每日洗三次,一般连用两至三天即可痊愈。

葛

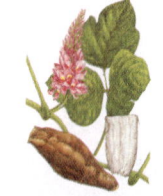

气味 (根)甘、辛、平、无毒。

❋ **释名** 亦名鸡齐、鹿藿、黄斤。

主治

❶ **伤寒**(初觉头痛,内热脉洪) 葛根四两,加水二升、豆豉一升,同煮取汁半升饮服。加生姜汁更好。

❷ **烦躁热渴** 水浸粟米半升,一夜后取水待用;葛根粉四两,拌入泡过粟米的水中,煮熟,加米汤同服。

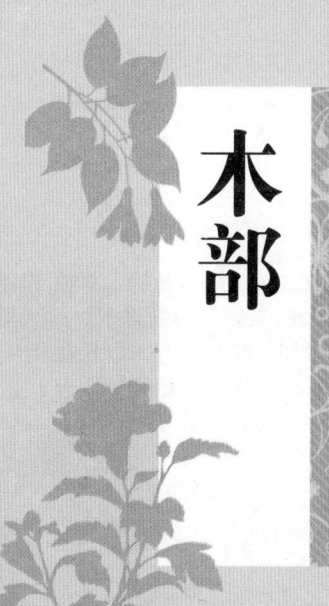

木部

柏

释名 亦名椈侧柏。

【柏实】

气味 甘、平、无毒。

主治

❶ **平肝润肾、延年壮神** 将柏实晒干,去壳,研末。每次服二钱,温酒送下。一天服三次。又方:上方中加松子仁等分,以松脂和丸服。又方:上方中加菊花等分,以蜜和丸服。

❷ **老人虚秘** 柏子仁、松子仁、大麻仁等分,同研为末,加蜜、蜡做成丸,如梧子大。每次服二三十丸,饭前以少许黄丹汤调下。一天服两次。

❸ **肠风下血** 取柏子十四个,捣碎,贮布袋中,加入好酒三碗,煎取八成服下。

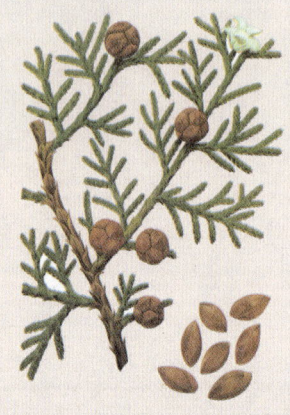

【柏叶】

气味 苦、微温、无毒。

主治

❶ **中风**（涎潮口噤，语言不出，手足不遂）柏叶一把去枝，葱白一把连根研如泥，加酒一升，煎沸多次后温服。

❷ **霍乱转筋** 将柏叶捣烂敷在脚上，另外再用柏叶煎汁淋洗。

❸ **吐血** 青柏叶一把、干姜二片、阿胶一挺（炙），加水二升，煮取一升，去渣，另加马通汁一升，再合煎为一升，滤取汁，一次服下。

❹ **尿血** 柏叶、黄连焙后研细，每次以酒送服三钱。

❺ **大肠下血** 柏叶烧存性，研为末。每次服二钱，米汤送下。

❻ **月经不断** 侧柏叶（炙）、芍药等分，每取三钱，加水、酒各半煎服。对未婚妇女，取柏叶、木（炒至微焦）等分，研为末。每次服二钱，米汤送下。

❼ **烫伤火灼** 将柏叶生捣涂搽患处，两三日后痛止瘢消。

❽ **大麻风**（眉发脱落）将柏叶九蒸九晒后研为末，炼蜜为丸，如梧子大。每次服五至十丸。白天服三次，夜间服一次。百日之后眉就可再生。

松

【松脂】

气味 苦、甘,温,无毒。

释名 亦名松膏、松肪、松胶、松香、沥青。

主治

❶ **关节酸疼** 取松脂三十斤,炼五十遍,每取三升,和炼酥三升搅拌至极稠。每天清晨空腹服一匙。一天服三次。服药期间,以面食、粥为好,忌食血腥、生冷、酸物。百日病愈。

❷ **肝虚流泪** 用炼过的松脂一斤、米二斗、水七斗、曲二斗,酿酒频饮。

❸ **妇女白带** 松脂五两、酒二升,煮干,捣烂,加酒糊为丸,如梧子大。每次服百丸,温酒送下。

❹ **风虫牙痛** 把松脂在滚水中泡化,漱口,痛即止。

❺ **龋齿有孔** 以棉包裹松脂塞入孔中。

❻ **久聋不听** 炼松脂三两,巴豆一两,和捣成丸,以薄棉包裹塞入耳中,一天两次。

❼ **一切肿毒** 松香八两、铜青二钱、蓖麻仁五钱,同捣成膏,摊贴患处。

❽ 疥癣湿疮　将松香研为末，加轻粉少许，先用油涂抹疮面，再撒上药末。几次即见效。

❾ 阴囊湿痒　将松香末卷入纸筒内，每筒加花椒三粒，油浸三日，令纸筒燃烧滴油，取油涂搽患处。搽油前，用淘米水把患处洗净。

【松节】

气味　苦、温、无毒。

释名　亦名松节，即松的茎干上的瘤状节，质地坚硬，经久不朽。

主治

❶ 关节风痛　取松节二十斤，浸泡在酒五斗中，而二十天左右即可饮用。每次服一合，一天服五六次。

❷ 转筋挛急　取松节一两锉细，加乳香一钱，慢火炒焦，研为末，每次服一二钱，以热木瓜酒调下。

❸ 风热牙痛　取油松节如枣大一块，切碎，加胡椒七个，浸热酒中，趁热再加入飞过的明矾少许，取以漱口，几次后见效。又方：松节二两，槐白皮、地骨皮各一两，煎汤漱口，热漱冷吐。

❹ 反胃吐食　将松节酒煎细饮。

【松叶】

气味 苦、温、无毒。

释名 亦名松毛。

主治

❶ **预防瘟疫** 将松叶切碎研细,每次服一匙,酒送下,一天服三次。

❷ **中风口斜** 青松叶一斤,捣成汁,放酒中浸泡两宿,又在火旁取温一宿。初服半升,渐加至一升,以头面出汗为度。

❸ **关节风痛** 松叶捣汁一升,在酒三升中浸七日。每次服一合,一天服三次。

❹ **脚气风痹** 取松叶六十斤锉细,加水四石,煮取五斗,和米五斗照常法酿酒。七日后,取酒饮,以醉为度。

❺ **风牙肿痛** 松叶一把、盐一合、酒二升,共煎含漱。

❻ **大风恶疮** 松叶二斤、麻黄(去节)五两,锉细,泡酒二斗中。几日后,每次温服一小碗,服至见效为止。

❼ **阴囊湿痒** 用松叶煎汤多次三淋洗。

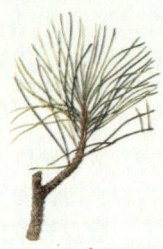

辛夷

气味 辛、温、无毒。

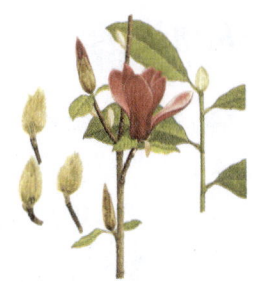

❋ **释名** 亦名辛雉、侯桃、房木、木笔、迎春（辛夷为木兰的干燥花蕾）。

主治

❶ **鼻塞** 将辛夷研末，加麝香少许，以葱白蘸入鼻中，几次即见效。

❷ **治鼻渊** 辛夷半两，苍耳子二钱半，香白芷一两，薄荷叶半钱，并晒干研细末。每服二钱，用葱、茶清食后调服。

❸ **治鼻炎、鼻窦炎** 辛夷三钱，鸡蛋三个，同煮，吃蛋饮汤。又方：辛夷四份，鹅不食草一份。用水浸泡四至八小时后蒸馏，取芳香水，滴鼻。

❹ **治鼻漏** 辛夷（去毛）、桑白皮（蜜炙）各四两，栀子一两，枳实、桔梗、白芷各二两，共为细末。每服二钱，淡萝卜汤调服。

❺ **治鼻内窒塞不通，不得喘息** 辛夷、芎䓖各一两，细辛（去苗）七钱半，木通半两，共为细末。每用少许，绵裹塞鼻中。

龙脑香

气味 辛、苦,微寒,无毒。

※ **释名** 亦名片脑、羯婆罗香。膏名婆律香(即现在通称的冰片)。

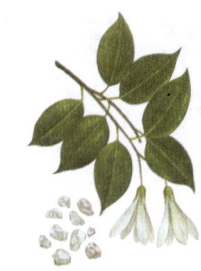

主治

❶ **目翳** 龙脑香末一两,每天点眼三至五次。

❷ **风热上攻头目** 龙脑末半两、南硼砂末一两,频繁吸入两鼻孔中。

❸ **头脑疼痛** 龙脑香一钱,卷纸中做成捻子,点燃以烟熏鼻,吐出痰涎即愈。

❹ **风热喉痹** 灯芯一钱、黄檗五分,并烧存性,明矾七分(煅过)、龙脑香三分,共研为末。每次服一二分,吹入喉中,有奇效。

❺ **中风牙闭** 龙脑香、天南星等分,研为细末,擦牙二三十遍,口即可开。

❻ **牙齿疼痛** 龙脑香、朱砂末各少许擦牙,痛即止。

❼ **内外痔疮** 取龙脑香一二分,加葱汁化匀涂搽患处。

皂荚

* **释名** 亦名皂角、鸡栖子、乌犀、悬刀。

【皂荚】

气味 辛、咸，温，有小毒。

主治

❶ **中风口噤** 用皂荚一挺，去皮，以猪油涂炙成黄色，研为末，每次服一钱，温酒调下。体壮者可服二钱，以吐出风涎为度。

❷ **中风口㖞** 用皂荚五两，去皮，为末，加陈年老醋调匀，左涂右侧，右涂左侧。药干再涂。

❸ **喉痹封口** 用皂荚生研为末，取少许点患处，同时以醋调药厚涂项下。不久，病处裂破出血即愈。

❹ **咽喉肿痛** 皂荚一挺去皮，米醋浸、炙七次，勿令过焦，研为末。每次吹少量药末入咽，吐涎则痛止，病渐愈。

❺ **咳逆上气，不能睡卧** 用皂荚（炙，去皮、子）研为末，炼蜜为丸，如梧子大。每次服一丸，枣膏汤送下。白天服三次，夜间服一次。

❻ **痰喘咳嗽** 用长皂荚三条（去皮、子），一荚中装半夏十粒，一荚中装巴豆十粒；一荚中装中

杏仁十粒，用蜜制半夏，麻油制巴豆，姜汁制杏仁，再一起火炙成黄色，研为末。每用一分，于临睡前以姜汁调服。有特效。

❼ **腹部肿痛** 将皂荚（去皮、子）炙黄为末，加酒一斗，煮沸饮服。一天服三次。

❽ **二便不通** 将皂荚烧后，研为末，稀饭送服三钱，立通。

❾ **黄肿气喘** 用无蛀的皂荚，去皮、子，醋涂，炙焦为末，取一钱，加巴豆（去油膜）七粒，以淡醋研好墨和成丸子，如麻子大。每次服三丸，饭后以陈橘皮汤送下。一天服三次，隔二日增药一丸，以愈为度。

❿ **身、面发肿** 皂荚去皮炙黄，锉取三升，放酒一斗中浸透后煮沸。每次服一升，一天服三次。

⓫ **脚气肿痛** 用皂荚、赤小豆，共研为末，酒醋调匀贴患处。

⓬ **突然头痛** 用皂荚研末，吹入鼻中，令打喷嚏。

⓭ **风热牙痛** 皂荚一挺去子，装入盐，再加明矾少许，黄泥封固，火煅后研为末，每日擦牙。

⓮ **肠风下血** 用长皂荚五挺，去皮、子、酥炙三次，研为末；精羊肉十两，细切，捣烂，和皂荚末为丸，如梧子大。每次服二十丸，温水送下。

【皂荚子】

气味 辛、温、无毒。

主治

❶ **腰脚风痛、不能履地** 皂荚子一千二百枚，洗净，用少许酥熬香，研为末，炼蜜为丸，如梧子大。每次服三十丸，空腹以蒺藜子、酸仁汤送下。

❷ **大肠虚秘**（时泻时秘） 治方同上，服至百丸，以通为度。

❸ **下痢不止** 皂荚子瓦焙研为末，加米糊和成丸，如梧子大。每次服四五十丸，陈茶送下。

❹ **肠风下血** 皂荚子、槐实各一两，加黏谷糠炒香，去糠，研为末，每次服一钱，陈粟煎汤送下。此方名"神效散"。

❺ **里急后重** 用无蛀的皂荚子（米糠炒过），加枳壳（炒过）等分，研为末，以饭和末成丸，如梧子大。每次服三十丸，热汤送下。

❻ **小儿流涎**（由于脾热有痰） 皂荚子仁半两、半夏（姜汤泡七次）一钱二分，共研为末，加姜汁调成丸，如麻子大。每次服五丸，温水送下。

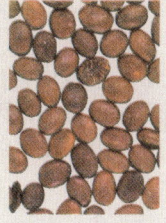

❼ **妇女难产** 吞皂荚子二枚。

【皂荚刺】（皂荚树茎上的棘刺）

气味 辛、温、无毒。

主治

❶ **小便淋闭** 皂荚刺（烧存性）、破故纸等分，研为末，酒送服适量。

❷ **肠风下血** 皂荚刺烧灰二两，胡桃仁、破故纸（炒）、槐花（炒）各一两，共研为末。每次服一钱，米汤送下。

❸ **伤风下痢**（伤风久不愈，下痢脓血一天数十次） 皂荚刺、枳实（麸炒）、槐花（生用）各半两，共研为末，炼炼蜜为丸，如梧子大。每次服三十丸，米汤送下。一天服两次。

❹ **疮肿无头** 皂荚刺烧灰，酒送服三钱，另嚼葵子三五粒，以患处如针刺为见效。

❺ **背疮不溃** 皂荚刺（麦麸炒黄）一两、绵黄芪（焙）一两、甘草半两，共研为末。每次取一钱，以酒一碗、乳香一块，煎取七分，去渣趁热送下。中装中杏仁十粒，用蜜制半夏，麻油制巴豆，姜汁制杏仁，再一起火炙成黄色，研为末。每用一分，于临睡前以姜汁调服。有特效。

合欢

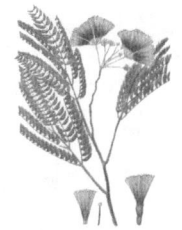

气味 （木皮）甘、平、无毒。

释名 亦名合昏、夜合、青裳、萌葛、乌赖树。

主治

❶肺痈　取合欢皮一掌大，加水三升，煮取一半，分两次服。

❷跌打损伤　合欢皮去掉粗皮，炒成黑色，取四两，与芥菜子（炒）一两，共研为末。每次服二钱，临睡前服以温酒送下；另以药末敷伤处，能助接骨。

❸小儿撮口风　将合欢花枝煮成浓汁，揩洗口腔。

❹中风挛缩　合欢枝、柏枝、槐枝、桑枝、石榴枝各五两，生锉；另取糯米五升、黑豆五升、羌活二两、防风五钱、细曲七升半。先以水五斗煎五枝，取汁二斗五升浸米，豆蒸熟，加细曲与防风、羌活，照常法酿酒。封二十日后压汁饮服，每次饮五合，不宜过醉致吐。

槐

【槐实】

气味 苦、寒、无毒。

释名 亦名槐角。

主治

❶ **肠风泻血** 槐角（去梗，炒）一两，地榆、当归（酒焙）、防风、黄芩、枳壳（麸炒）各半两，共研为末，以酒调成糊丸，如梧子大。每次服五十丸，米汤送下。此方名"槐角丸"。

❷ **大肠脱肛** 槐实、槐花等分，炒为末，蘸羊血炙熟吃（用猪肾去皮蘸药末炙熟吃亦可），以酒送下。

❸ **内痔、外痔** 用槐实一斗捣成汁，晒浓，取地胆末同煎，做成丸，如梧子大。每次服十丸，水送下。作丸时，也作成挺子，纳肛门内。地胆末可用苦参末代替。

❹ **目热昏暗** 槐实、黄连各二两，共研为末，炼蜜为丸，如梧子大。每次服二十丸，浆水送下。每天服两次。

❺ **大热心闷** 将槐实烧为末，酒送服一匙。

【槐花】

气味 苦、平、无毒。

主治

❶ **鼻血不止** 槐花、乌贼骨等分,半生半炒,研为末,吹入鼻内。

❷ **吐血不止** 槐花烧存性,加麝香少许,研匀,糯米汤送服三钱。

❸ **咯血、唾血** 槐花炒后研细,每次服三钱,糯米汤送下。服药后须静卧一两个小时。

❹ **尿血** 槐花(炒)、郁金(煨)各一两,共研为末。每次服二钱,淡豉汤送下。立效。

❺ **便血(大肠下血)** 槐花、荆芥穗等分,研为末,每次以酒送服一匙。**妇女漏血** 槐花烧存性,研为末。每次服二三钱,饭前以温酒送下。

❻ **中风失音** 炒槐花,三更后仰卧嚼咽。

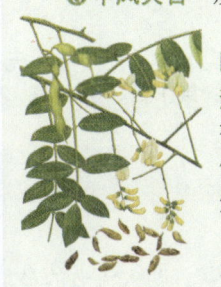

❼ **痈疽发背(凡中热毒,眼花头晕,口干舌苦,心惊背热,四肢麻木)** 槐花一堆炒成褐色,泡在好酒一碗中,趁热饮酒,汗出即愈。如未退,再炒一服,必愈。

❽ **疗疮肿毒** 槐花微炒,核桃仁二两,放入酒一碗中煎

沸多次，热服。疮未成者二三服，疮已成者一二服，即可见效。

❾ **白带不止** 槐花（炒）、牡蛎（煅）等分，研为末。每次服三钱，酒送下。

【槐叶】

气味 苦、平、无毒。

主治

❶ **肠风痔疾** 取槐叶一斤，蒸熟晒干，研为末，煎饮代茶。久服还能明目。

❷ **鼻气窒塞** 水煮槐叶，五升煮取三升，加入葱、豉调和，再煎饮汤。

棕榈

气味 （笋及子花，即棕榈的果实）苦、涩，平，无毒。（皮，即干燥的叶鞘纤维）苦、涩。

释名 亦名栟榈。

主治

❶ **鼻血不止** 棕榈皮将烧灰，吹入流血的鼻

孔内。

❷血崩不止　将棕榈皮烧存性，空腹服三钱，淡酒送下。

❸下血　棕榈皮半斤、栝楼一个，共烧成灰。每次服二钱，米汤调下。

❹泻痢　将棕榈皮烧存性。研为末，水送服一匙。

❺小便不通　用棕榈皮烧存性，水酒送服二钱即通。

❻大肠下血　将棕笋煮热，切成片晒干，研成末，用蜜水或酒送服一二钱。

巴豆

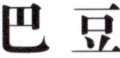 辛、温、有毒。

 亦名巴菽、刚子、老阳子。

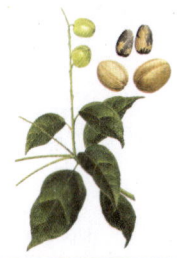

主治

❶一切积滞　巴豆一两、蛤粉二两、黄檗三两，共研为末，调水做成丸，如绿豆大。每次服五

丸，水送下。

❷宿食不化，大便闭塞　巴豆仁一升、清酒五升，同煮三日三夜，研烂，加入酒以微火煎至能团成丸子，做丸如豌豆大。每次服一丸，水送下。想呕吐者服二丸。

❸水蛊大腹，皮肤色黑　巴豆九十粒（去皮、心，炙黄）、杏仁六十枚（去皮、类，炙黄），共捣丸如小豆大。每次服一丸，水送下，以泻为度。

❹心痛腹胀，大便不通　巴豆二枚（去皮、心，炙黄）、杏仁二枚，用棉布包裹捶碎，以热水一合，泡取白汁服下。

❺食疟、积疟　巴豆（去皮、心）二钱，皂荚（去皮、子）六钱，捣烂和成丸，如绿豆大。每次服一丸，冷汤送下。

❻积滞泻痢，腹痛里急　杏仁（去皮、尖）、巴豆（去皮、心）各四十九粒，同烧存性，研成泥，熔蜡和成丸，如绿豆大。每次服二三丸，煎大黄汤送下。隔日一服。在本方中加百草霜三钱亦可。

❼气痢赤白　巴豆一两，去皮、心，炒后研为末，加熟猪肝和成丸，如绿豆大。空腹以米汤送下三四丸。

❽泻血不止　巴豆一粒去皮，放入事先开了小孔的鸡蛋中，用纸包好，煨熟。去豆吃蛋，病即止。体虚的病人分作二次服。甚效。

⑨夏季水泻不止　取巴豆一粒烧存性，化蜡和成一丸，水送服。

⑩小儿吐泻　巴豆一粒烧存性，拿一块黄豆粒大小的黄蜡，放在灯上烧，让蜡滴入水中，和巴豆一起捣匀做成丸，如黍米大。每次服五至七丸，莲子灯芯汤送下。

⑪寒痰气喘　青橘皮一片，包入巴豆一粒，用麻子线捆好，烧存性，研为末，加姜汁和酒一杯，慢慢送服。有特效。

⑫舌上出血　巴豆一粒、乱发一团（如鸡蛋大），共烧存性，研为末，酒冲服。

⑬中风口歪　巴豆七粒，去皮，研烂，向左向歪涂右手心，向右歪涂左手心，再以热水一杯放在涂药的手上，不久，口即复原。

⑭小儿口疮，不能吃乳　巴豆一粒连油研烂，加黄花菜丹少许；剃去小儿囟门头发，把药敷贴好，待四边起小水泡，即用温水洗去，再以菖蒲汤洗过，便不会长成疮。

⑮疥疮瘙痒　巴豆十粒，炮黄，去皮心，研为末，加酥和轻粉少许，把疮抓破搽上。注意本剂不得近目及外阴部。如必须在这些部位搽药，须先用黄丹涂过。

⑯一切恶疮　巴豆三十粒，用麻油煎黑，去豆，以油调硫黄、轻粉末，频繁涂抹患处，有效。

桑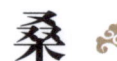

释名 亦名子名椹。

【桑柴灰】

气味 辛、寒、有小毒。

主治

❶目赤肿痛　桑灰一两、黄连半两，共研为末。每取一钱泡汤，澄清后洗眼。

❷青盲　用桑灰煎汤趁热洗眼，坚持有效。

❸身、面水肿，坐卧不得　桑灰淋汁，煮赤小豆，每饥时即吃豆，不喝豆汤。

❹白癜风　用桑柴灰二斗，放在甑内隔水蒸，取锅中热汤淋洗患处。几次即愈。

❺头风白屑　用桑灰淋汁洗头。

【桑枝】

气味 苦、平。

主治

❶水气脚气　桑条二两炒香，加水一升煎取二合，每日空腹饮服。

❷风热臂痛　桑枝一小升，切细，炒过，加

水三升，煎取二升，一日服尽（有人臂痛，诸药不效，服此数剂即愈）。

❸ **紫白癜风** 桑枝十斤、益母草三斤，加水五斗，煮取五斤，去渣，再熬成膏。每于临睡前以半温酒调服半合，以愈为度。

【桑叶】

气味 苦、甘，寒，有小毒。

主治

❶ **青盲** 取青桑叶焙干研细，煎汁趁热洗目，长期坚持必效。

❷ **风眼多泪** 取冬季不落的桑叶，每日煎汤温洗；或加芒硝亦可。

❸ **眼红涩痛** 将桑叶研末，卷入纸中点燃以烟熏鼻，有效。

❹ **头发不长** 用桑叶、麻叶用淘米水煎煮后洗头。七次后，发即速长。

❺ **吐血不止** 将晚桑叶焙干，研为末，凉茶送服三钱。血止后，宜服补肝、补肺的药物。

❻ **肺毒风疮** 将好桑叶洗净，蒸熟后，晒干，研为末，

水调服二钱此方名"绿云散"。

❼痈口不收　将经霜黄桑叶研末涂敷患处。

❽汤火伤疮　用经霜桑叶烧存性，研为末，用油调和涂敷患处。数日可愈。

❾手足麻木　用霜降后的桑叶煎汤频洗。

【桑葚】

气味 微寒、甘。

主治

❶水肿胀满　将桑心皮切细，加水二斗，煮汁一斗，放入桑葚，再煮取五升，和糯米饭五升酿酒饮服。此方名"桑葚酒"。

❷瘰疬结核　取黑熟桑葚二斗，取汁，熬成膏。每次服一匙，白汤调下，一日服三次。

【桑根白皮】

气味 甘、寒、无毒。

主治

❶咳嗽吐血　用新鲜桑根白皮一斤，用淘米水浸泡三宿，刮去黄皮，锉细，加糯米四两，焙干研为末。每次服一钱，米汤送下。

❷消渴尿多　入地三尺的桑根剥取白皮，炙至

黄黑，锉碎，以水煮浓汁，随意饮服，亦可加少许米同煮，忌用盐。

❸**产后下血** 桑白皮炙后煮水饮服。

❹**月经后带红不断** 锯桑根取屑一撮，酒冲服。一天服三次。

❺**跌伤** 取桑根白皮五斤，研为末，取一升，煎成膏，敷伤处，痛即止。

大风子

气味 辛、热、有毒。

释名 亦名此药能治大风病，故名。

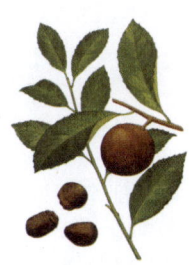

主治

❶**大风疮裂** 将大风子烧存性，和麻油、轻粉研匀涂敷患处。也可用大风子壳煎汤洗浴。此方亦治杨梅恶疮。

❷**大风诸癞** 大风子油一两、苦参末三两，加少量酒调为糊丸，如梧子大。每次服五十丸，空腹以温酒送下；同时用苦参汤洗浴。

❸**手背皲裂** 将大风子捣烂涂搽。

郁李

气味 （核仁）酸、平、无毒。

※ **释名** 亦名车下李、雀梅、常棣。

主治

① **小儿惊热痰实，二便不通** 大黄（酒浸后炒过）、郁李仁（去皮，研为末）各一钱，滑石末一两，一起捣和成丸，如黍米大。两岁小儿服三丸，其他儿童根据情况加减，开水送下。

② **肿满气急，睡卧不得** 郁李仁一合，捣成末，和面作饼吃，食用即可通便，气泄出后即愈。

③ **脚气浮肿**（心腹胀满，二便不通，气急喘息） 郁李仁十二分捣烂，加水研磨取汁，另取薏苡三合，捣如粟大，一同煮粥食用。

④ **皮肤血汗** 郁李仁（去皮，研细）一钱，鹅梨（今河北的鸭梨）捣汁调下。

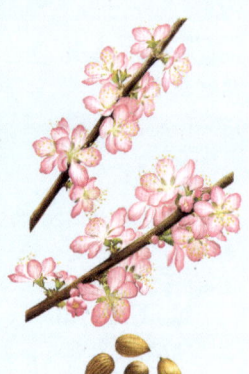

栀子

气味 苦、寒、无毒。

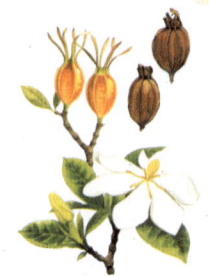

※ **释名** 亦名木丹、越桃、鲜支。

主治

❶ **鼻血** 将山栀子烧灰吹入鼻中。屡试皆效。

❷ **小便不通** 栀子十四枚、独头蒜一个、盐少许,捣烂贴脐上,过一会即通。

❸ **血淋涩痛** 生栀研末与滑石等分,葱汤送服。

❹ **下泻鲜血** 用栀子仁烧灰,水送服一匙。

❺ **热毒血痢** 将栀子十四枚,去皮,捣为末,炼蜜为丸,如梧子大。每次服三丸,一天服三次,疗效显著。亦可用水煎服。

❻ **临产下痢** 将栀子烧过,研为末,米汤送服三钱。

❼ **霍乱转筋,心腹胀满,吐泻不得** 用栀子十几枚,烧后研为末,熟酒送服。

❽ **胃脘火痛** 用大栀子七枚(或九枚)炒焦,加水一碗,煎取七成,加入生姜汁饮下,痛立止。如此病是旧病复发,还要加服玄明粉一钱,才能止痛。

女贞

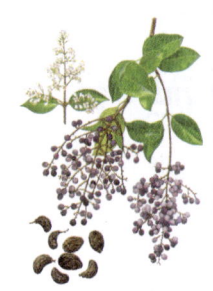

气味 （实）苦、平、无毒。

❈ 释名
亦名贞木、冬青、蜡树。

主治

❶ **补肾滋阴** 女贞子去梗叶，浸酒中一日夜，擦去皮，晒干，研为末，待到莲草大量长出时，采数石（音旦），捣汁熬浓，和末做成丸，如梧子大。每夜服百丸，酒送下。服用十多天之后，体力增加，老人不再起夜。此药还能使白发便黑，强腰膝，起阴气。又方：初冬采收后阴干的女贞实，酒浸一日，蒸透晒干，取一斤四两；夏季采收并阴干的旱莲草，取十两；晚春采收并阴干的桑葚子，取十两。三味共研为末，炼蜜为丸，如梧子大。每次服七八十丸，淡盐汤送下。若是四月份采的桑葚，七月份采的旱莲，则可直接捣汁和药，不用加蜜。

❷ **风热赤眼** 将女贞子不限量，捣汁熬膏，净瓶收存，埋在地中七日，取以点眼。

❸ **口舌生疮，舌肿胀出** 取女贞叶捣汁含浸，吐出沫涎。

金樱子

气味 酸、涩、平、无毒。

释名 亦名刺梨子、山石榴、山鸡头子。

主治

❶ **活血强身** 霜后摘取金樱子果实，捣去刺，掰去核，以水淘洗后捣烂，放入大锅中用水熬煎；煎至水减半时，过滤，继续熬煎成膏。每次服一匙，用暖酒一碗调下。

❷ **补血益精** 金樱子（去刺及子，焙过）四两、缩砂二两，共研为末，炼蜜为丸，如梧子大。每次服五十丸，空腹以温酒送下。

❸ **久痢不止** 用罂粟壳（醋炒）、金樱子等分为末，炼蜜为丸，如芡子大。每次服五至七丸，陈皮煎汤化下。

❹ **痈肿** 将金樱子嫩叶捣至极烂，加盐少许调匀涂于肿处，留出疮头透气。

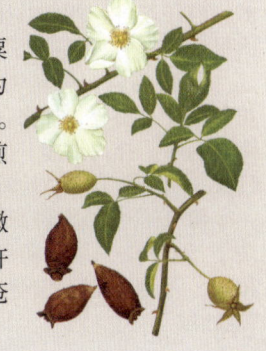

枸杞

气味 苦、寒、无毒。

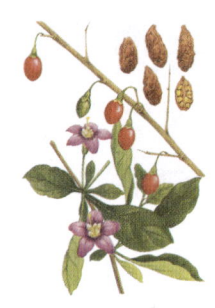

❋ **释名** 亦名地骨皮、枸枸棘、苦杞、甜菜、天精、地辅、地节、地仙、却暑、羊乳、仙人杖、西王母杖。

主治

❶ **肾经虚损**（眼目昏花，或云翳遮睛）和枸杞子一斤，好酒润透。分作四份：一份用蜀椒一两炒，一份用小茴香一两炒，一份用芝麻一两炒，一份用川楝肉一两炒。炒后拣出枸杞，加熟地黄、白术、白茯苓各一两，共研为末，炼蜜为丸，每天服适量。此方名"四神丸"。

❷ **壮筋骨，补精髓** 枸杞根、生地黄、甘菊花各一斤，捣碎，加水一石，煮取汁五斗，以汁炊糯米五斗，拌入细曲，照常法酿酒，待熟澄清，每日饮三碗。此方名"地骨酒"。

❸ **骨蒸烦热**（包括一切虚劳烦热及大病后烦热）地骨皮二两、防风一两、甘草（炙）半两，和匀，每取五钱，加生姜五片，水煎服。此方名"地仙散"。

❹**肾虚腰痛** 和枸杞根、杜仲、萆薢一斤,用好酒三斗浸泡,密封土罐中再放锅内煮一天,常取饮服。

❺**赤眼肿痛** 地骨皮三斤,加水三斗,煮取三升,去渣,放入盐一两,再煮取二升,频频洗眼和并眼。

❻**小便出血** 将新地骨皮洗净,捣取自然汁。无汁则加水煎汁。每次服一碗,加少许酒,饭前温服。

❼**风虫牙痛** 枸杞根白皮,醋煎含漱。

❽**口舌糜烂**(膀胱移热于小肠,口舌生疮,心胃热,水谷不下) 取柴胡、地骨皮各三钱,水煎服。此方名"地骨皮汤"。

❾**男子下疳** 先以浆清水洗患处。再搽地骨皮末,即可生肌止痛。

❿**妇女阴肿或生疮** 用枸杞根煎水,频频清洗患处。

⓫**痈疽恶疮,脓血不止** 地骨皮不拘多少,洗净后刮去粗皮,取出细白瓤。将刮下的粗皮煎汤洗患处,令脓血尽,再以细白瓤敷贴患处,很快见效。

⓬**足趾鸡眼,作痛作疮** 用地骨皮同红花研细涂敷。

⓭**五劳七伤** 取枸杞叶半斤,切细,加粳米二合、豉汁适量,一起煮成粥。每日食用,有效。

木槿

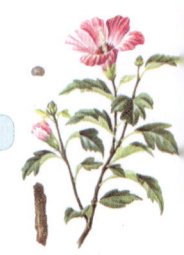

气味 （叶、花）微辛、平、无毒。

❋ **释名** 亦名椵、日及、朝开暮落花、藩篱草、花奴、王蒸。

主治

❶ **赤白常下** 槿皮二两切细，白酒一碗半，煎取一碗，空腹服。

❷ **头面钱癣** 将槿树皮研为末，醋调匀，隔水煮成膏涂敷患处。

❸ **牛皮癣** 川槿皮一两、大风子仁十五个、半夏五钱（锉细），放在水二碗中浸露七宿，取出加轻粉少许，将涂癣，然后以青衣（即西瓜皮）覆盖数目后脓水流出即愈。

❹ **痔疮肿痛** 用木槿皮或叶煎汤先熏后洗。

❺ **大肠脱肛** 将木槿根煎汤，先熏后洗，再以明矾、五倍子末调敷患处。

❻ **噤口痢** 将红木槿花去蒂，阴干研为末，煎面饼两个，蘸末食用。

❼ **风痰壅逆** 木槿花晒干，焙后研为末。每次服一两匙，空腹以开水送下。白花更好。

木芙蓉

气味 （叶、花）微辛、平、无毒。

✳ 释名　亦名地芙蓉、木莲、华木、桃木、拒霜。

主治

❶ **赤眼肿痛**　将木芙蓉叶研为末，以水调匀，贴在太阳穴上。此药名"清凉膏"。

❷ **月经不止**　木芙蓉花、莲蓬壳等分，研为末，每次服二钱，米汤送下。

❸ **偏坠作痛**　木芙蓉叶、黄檗各二钱，共研为末；以木鳖子仁一个磨细。用醋竟以上三物调匀，涂于阴囊，其痛自止。

❹ **痈疽肿毒**　木芙蓉叶（研末）、苍耳（烧存性，研末）等分，蜜水调匀涂患处四围。

❺ **头上癞疮**　将木芙蓉根皮研为末，用香油调涂。涂前以松毛、柳枝煎汤，洗净患处。

❻ **汤火灼疮**　将木芙蓉花研末，调油涂敷患处。

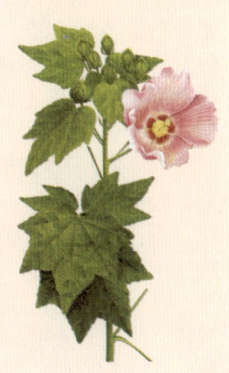

有奇效。

❼ 一切疮肿 将木芙蓉叶、菊花叶一起煎汤，频频熏洗患处。

紫荆

气味 （木、皮）苦、平、无毒。

※ **释名** 亦名紫珠。皮名肉红、内消。

主治

❶ **痈疽发背，肿毒流注** 紫荆皮（炒）三两、独活（去节、炒）三两、赤芍药（炒）二两、生白术一两、木蜡（炒）一两，共研为末，用葱汤调匀热敷患处。疮不甚热者，用酒调敷；痛得厉害或筋不能伸，药中再加乳香。

❷ **鹤膝风** 紫荆皮用水煎，饭前服。

❸ **痔疮肿痛** 紫荆皮五钱，饭前用水煎服。

❹ **产后诸淋** 取紫荆皮五钱，半酒半水煎，温服。

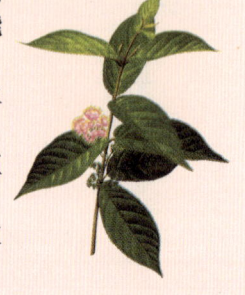

竹

【竹茹】（竹茎的节间部分，用刀刮去第一层青绿表层后，刮下的中间层。）

气味 （淡竹茹）甘、微寒、无毒。

主治

❶ **伤寒劳复，卵肿股痛** 竹茹一升，加水三升，煮五沸服汁。

❷ **妇女劳复**（病初愈因过劳复发，热气冲胸，手足抽搐，状如中风） 淡竹茹半斤、栝楼二两，加水二升，煎取一升，分两次服下。

❸ **妇女损胎**（孕八九月时，或跌伤，或惊伤） 竹茹五两，加酒一升，煎取五合服下。

❹ **月经不净** 将竹茹微炙，研为末。每次服三钱，加水一碗煎服。

❺ **小儿热痛，口噤体热** 竹茹三两，加醋三升，煎取一升。每次服一合。

❻ **跌打内伤**（血在胸背，胁中刺痛） 竹茹、乱发各一团，炭火炙煎为末，加酒一升，煮沸三次服下。三服可愈。

【竹叶】

气味　（堇竹叶）苦、平、无毒；（淡竹叶）辛、平、大寒，无毒；（苦竹叶）苦、冷、无毒。

主治

❶ **上气发热**（急热之后饮冷水引起）　竹叶三斤、橘皮三两，加水一斗，煮取五升，细细饮服。三天服一剂。

❷ **时行发黄**　竹叶五升（切细）、小麦七升、石膏三两，加水一斗半，煮取七升，细细饮服。服尽一剂可愈。

❸ **牙齿出血**　用淡竹叶煎浓汁含漱。

❹ **脱肛不收**　用淡竹叶煎浓汁热洗。

❺ **小儿头疮、耳疮、疥癣**　用苦竹叶烧为末，调猪胆涂搽患处。

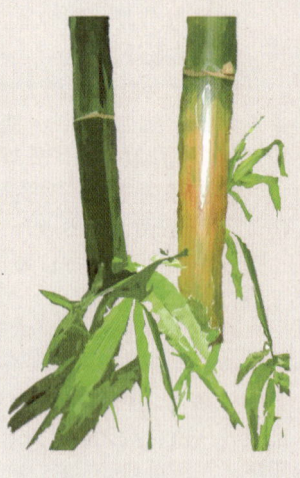

【竹沥】

气味 （淡竹沥）甘、大寒、无毒。

主治

❶ 中风口噤　竹沥、姜汁等分，每日饮服。

❷ 小儿伤寒　淡竹沥、葛根汁各六合，令慢慢饮服。

❸ 小儿狂语，夜后便发　竹沥二合，夜间服。

❹ 妇女胎动（妊娠为房事所动，因绝）　竹沥一升，饮服立愈。

❺ 消渴尿多　频饮竹沥，数日可愈。

❻ 咳嗽肺痿（咳逆短气、胸中有声、吐脓痰腥臭）　取淡竹沥一合服下。一天服三至五次，以愈为度。

❼ 产后虚汗　淡竹沥三合，温服。过一会，再服一次。

❽ 目赤痛不能睁眼　苦竹沥五合、黄连二分，以棉包裹浸一宿，频频点眼，令热泪出。

❾ 突然牙痛　取热竹沥汁涂痛处。

茯苓

气味 甘、平、无毒。

释名 亦名伏灵、伏菟、松腴、不死面，抱根者名茯神（茯苓核中间抱有松根的部位）。

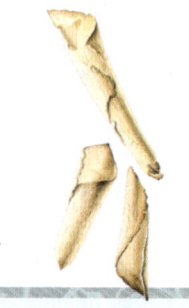

主治

❶ **心神不定，恍惚健忘** 茯苓二两（去皮）、沉香半两，共研为末，炼蜜为丸，如小豆大。每次服三十丸，饭后以人参汤送下。

❷ **虚滑遗精** 白茯苓二两、缩砂仁一两，共研为末，加盐二钱，将瘦羊肉切薄片蘸药炙熟吃，酒送下。

❸ **浊遗带下**（男子元阳虚损，精气不固，小便下浊，余沥常流，梦寐多惊，频频遗泄。妇人白带） 取白茯苓（去皮）四两，挖空一处，填入猪苓四钱半，煮沸多次，取出晒干，去掉猪苓，研为末，化黄蜡调成丸子如弹子大。每嚼服一丸，空腹以唾液送下。以尿清为度，忌米醋。此方名"威喜丸"。

❹ **小便频多** 白茯苓（去皮）、干山药（去

皮）在明矾水中渍过，焙干等分，研为末。每次服二钱，米汤送下。

❺ **小便淋沥不禁** 用白茯苓、赤茯苓等分，研为末，加水揉洗去筋，控干，以酒煮地黄汁和上药捣成膏调为丸，如梧子在。每嚼一丸，空腹以盐酒送下。

❻ **滑痢不止** 白茯苓一两、木香（煨）半两，共研为末，每次服二钱，紫苏木瓜汤送下。

❼ **妊娠水肿，小便不利，恶寒** 赤茯苓（去皮）、葵子各半两，共研为末。每次服二钱，水送下。

❽ **突然耳聋** 黄蜡不拘多少，和茯苓末细嚼，茶汤送下。

❾ **痔漏** 赤茯苓、白茯苓（去皮）、没药各二两，破故纸四两，在石臼中捣成一块，酒浸数日取出放入木笼蒸熟，晒干研为末，加酒调和成丸，如梧子大。每次服二十丸，酒送下。

❿ **水肿尿涩** 茯苓皮、椒目等分，煎汤，每日饮服。有效为止。

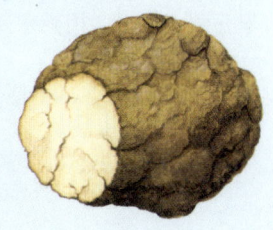

猪苓

气味 甘、平、无毒。

释名 亦名地乌桃。

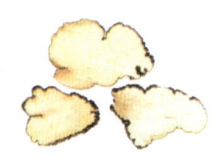

主治

❶伤寒口渴　猪苓、茯苓、泽泻、滑石、阿胶各一两,以水四升,煮取二升。每服七合,一天服三次。此方名"猪苓汤"。

❷小儿秘结　猪苓一两,加少许水,煮鸡屎白一钱,调服,立即可通。

❸通身肿满,小便不利　猪苓五两,研末。用熟水送服一匙,一天服三次。

❹妊娠肿渴,小便不利,微渴引饮　方同上法。

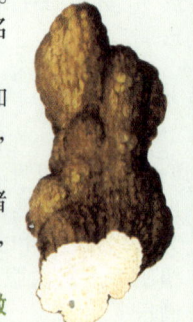

土部

胡燕窠土

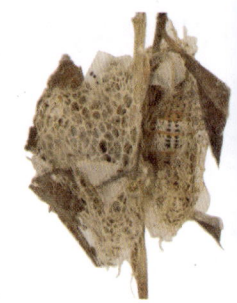

气味 无毒。

❋ **释名** 亦名燕窠泥,就是屋梁上构成胡燕窝的土。燕子选土,既黏又细,其中含有了燕子的唾液,能作药用。

主治

❶ **湿疮** 取燕窠土研末涂搽患处。搽之前,用淡盐汤洗疮,拭干后再搽药。

❷ **黄水疮** 燕窝土一分、涂麝香半分,研末涂搽患处。

❸ **口角烂疮** 用燕窠土涂敷上患处。

❹ **白秃头疮**(疮色白,使发脱头秃) 先剃头后,再将燕窠土、细腰蜂巢,共研为末,加麻油调匀涂搽于头部。

❺ **瘰疬恶疮**(生在脚手肩等处,累累如赤豆) 先用热醋和米泔(淘米水)清洗疮面,然后用燕窠土加百日男孩粪涂搽。

❻ **风瘾疹**(突出皮肤外的小疹子) 用燕窠土调水涂搽患处。

❼ **小儿丹毒** 用燕窠土和鸡蛋白涂搽患处。

乌爹泥

气味 苦、平、无毒。

释名 亦名孩儿茶、乌叠泥。制法：将细茶末装入竹筒中，紧紧堵塞两头，埋在污泥沟中，日久取出，捣汁熬制即成。

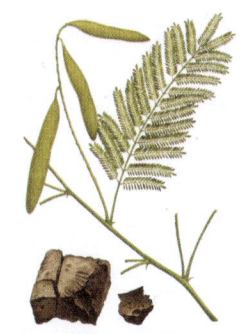

主治

❶ **鼻渊**（鼻孔里常流清涕） 将乌爹泥末嗅入鼻孔。

❷ **牙疳口疮** 乌爹泥、硼砂等分，研末涂搽患处。又法：乌爹泥、雄黄、贝母等分，研末，以米泔水洗净患处后涂搽。

❸ **下疳阴疮** 用米泔洗净患处后，涂搽乌爹泥末。

❹ **痔疮肿痛** 乌爹泥、麝香，共研为末，和唾液涂搽。

❺ **脱肛气热** 乌爹泥二分、熊胆五分、片脑一分，共研为末，调人乳搽于患处。此方亦可治痔疮。

伏龙肝

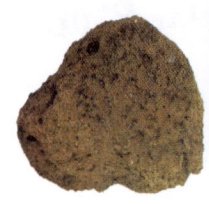

气味 辛、微温、无毒。

释名 亦名指灶里正对锅底的黄土，亦名灶心土。

主治

❶ 突然昏倒　将鸡蛋大小的伏龙肝研末，水送服，引起呕吐。

❷ 中风口噤（口不能言，心神恍惚，手足不能随意运动；或腹中痛满，时而晕厥）　伏龙肝五升，加水八升，搅匀澄清后取上层饮服。

❸ 神智狂乱，不能识人　将伏龙肝研末，水冲服一茶匙。一日服三次。

❹ 小儿夜啼不止　伏龙肝二钱、朱砂一钱、麝香少量，共研为末，炼蜜为丸，做成绿豆大。每次服五丸，桃符汤送下。

❺ 舌头变硬，不能转动　用伏龙肝调牛蒡汁涂搽舌头。

❻ 冷热心痛　伏龙肝末一茶匙，热痛者以热水送服，冷痛者用酒冲服。

❼ 反胃　将陈年的伏龙肝，研末米汤送下。每次服三钱。

⑧ **突然咳嗽不止** 伏龙肝一分，加豆豉七分，捣成丸，如梧子大。每次服四十丸。

⑨ **吐血便血，心腹疼痛** 伏龙肝、地炉土、与多年烟壁土等分。每次取五钱，加两碗开水，煮取一碗，澄清后饮上层清水，空腹服。另吃些白粥补养身体。

⑩ **妇女血漏，淋漓不止** 伏龙肝半两，阿胶、炒蚕沙各一两，共研为末。每次服两三钱，酒送下，直到病痊愈为止。

⑪ **妇女赤白带下，日久面黄憔悴** 伏龙肝、棕榈灰、屋梁上尘等分，各炒到烟尽，共研为末，加片脑、麝香各少许。每次服三钱，温酒或淡醋汤送下。患赤白带有一年之久者，照此法治疗，半月可愈。

⑫ **产后血气攻心，恶物不下** 伏龙肝研末和酒服，每次服二钱，泻出恶物即愈。

⑬ **子死腹中，母气欲绝** 伏龙肝末三钱，水调服。

⑭ **横生逆产** 伏龙肝末，酒调服，每次服一钱。同时，用灶土末搽母脐。

⑮ **胞衣不下** 伏龙肝加醋调成小团，塞入产妇脐中。内服甘草汤三四合。

⑯ **食物中毒** 取伏龙肝末，如鸡蛋大小，水冲服，吐出便愈。

⑰ **耳内流脓** 用棉花裹伏龙肝末塞耳内，一

天换三次。

⑱ **小儿脐疮** 　将伏龙肝末涂敷于患处。

⑲ **小儿丹毒** 　用陈年伏龙肝末以屋漏水（亦可用新汲水、鸡蛋白或油）调和涂敷于患处。药干即换。

⑳ **小儿热疖** 　伏龙肝末、生椒末等分，和醋调敷患处。

㉑ **臁疮久烂** 　陈年伏龙肝末、黄檗、黄丹、赤石脂、轻粉等分，以清油调和，摊在布上敷贴患处。如发痒，须忍住，数日可愈。

㉒ **一切痈肿** 　伏龙肝加蒜捣，成泥（加鸡蛋黄亦可）贴于患处，干时即换。

㉓ **吐血不止** 　生麦冬汁、生小蓟汁、生地黄汁各四十毫升，相和后，在锅内略温，调入伏龙肝末一钱服。

㉔ **腹泻** 　鲜番桃叶、老红薯藤各五钱（切碎），火炭母、糙米各三钱，伏龙肝末适量。先把鲜番桃叶及火炭母炒黄，使之稍呈炭色，后加入其他药，水煎，滤渣后服。

㉕ **赤痢** 　盐梅一个，黄连、伏龙肝各一钱。三味共为末，以茶调服。

㉖ **妊娠恶吐** 　伏龙肝二两，生姜五钱，大枣十枚，砂仁二钱（捣碎）。先加水煎煮伏龙肝，澄清去渣，取其药液，再放入姜、枣、砂仁，煎沸片刻，食枣饮汤，每日一剂。

谷部

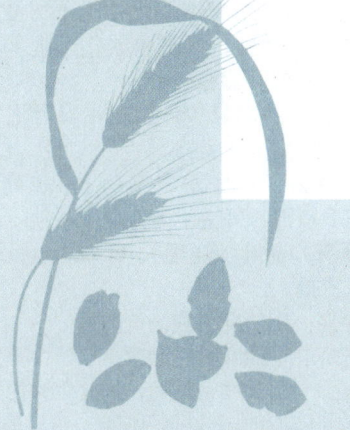

胡麻

气味 甘、平、无毒。

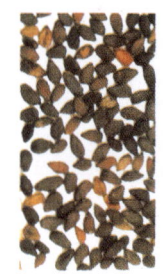

※ 释名 亦名巨胜、方茎、狗虱、油麻、芝麻。叶名青蘘,茎名麻秸。

主治

❶ **腰脚疼痛** 用新胡麻一升,熬香后捣烂。每日吞服适量,以姜汁、蜜汤、温酒送下均可。

❷ **手脚酸痛,微肿** 将胡麻熬熟,研末取五升加酒一升,泡一夜后随意饮用。

❸ **偶感风寒** 将胡麻炒焦,趁热捣烂泡酒饮用。饮后暖卧,以出微汗为好。

❹ **热淋** 胡麻子、蔓菁子各五合,炒黄,装袋中,以水三升浸泡,每次于饭前取服一钱。

❺ **疔肿恶疮** 胡麻(烧灰)、针砂等分,研为末,加醋调敷患处。

❻ **痔疮肿痛** 用胡麻子煎汤洗患处。

❼ **坐板疮疥** 生胡麻嚼烂涂敷。

❽ **妇女乳少** 胡麻炒后研细,加盐少许服下。

❾ **烫伤火灼** 将胡麻生着研成泥状,涂搽伤处。

大麻

释名 亦名火麻、黄麻、汉麻。雄者名枲麻、牡麻,雌者名苴麻、苎麻。

【麻仁】

气味 甘、平、无毒。

主治

❶ **大便秘,小便数** 麻仁二升,芍药半斤,厚朴一尺,大黄、枳实各一斤,杏仁一升,炒后研末,炼蜜为丸,如梧子大。每次服十丸,浆水送下。一天服三次。此方名"麻仁丸"。

❷ **月经不通**(或两三月甚至半年一次) 麻仁二升、桃仁二两,研匀,熟酒一升中浸泡一夜,每天服药一升。

❸ **消渴**(日饮数斗,小便赤涩) 用秋麻仁一升,加水三升,煮沸三四次。饮汁。

❹ **血痢不止** 用麻子仁汁煮绿豆空腹吃,极效。

❺ **金疮瘀血**(瘀血在腹中) 麻仁三升、葱白十四枚,捣烂,加水九升,煮取一升半,一次服完,血出即愈。不尽时可再次服药。

❻ **发落不生** 用麻仁汁煮粥常吃。

【麻勃】

气味　甘、平、辛。

主治

❶ 记忆力衰退　用初秋收取的麻勃一升、人参二两，共研为末，蒸透。临睡前服一小撮。

❷ 瘰疬初起　取初秋收取的麻勃、中夏收取的艾叶等分，做成炷灸患处百壮。

❸ 金疮内漏不出血　麻勃一两、蒲黄二两，共研为末。每次服一小匙，酒送下。白天服三次，夜间服一次。

❹ 风病麻木　麻勃四两、草乌一两（炒存性），共研为末，炼蜜为膏。每次服三分，开水送下。

【大麻叶】

气味　辛、有毒。

主治

❶ 下蛔虫　将大麻叶捣汁服五合。

❷ 疟疾　将大麻叶炒香，连锅取下，用纸盖上，待汗出尽，研为末，临发病前用茶或酒送服适量。

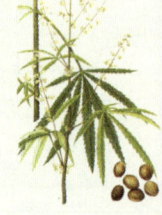

小麦

释名 亦名来。

【麦麸】（麦皮）

气味 甘、凉、入心经。

主治

❶ **产后虚汗** 小麦麸、牡蛎等分，研为末，加猪肉汁调服二钱。一天服两次。

❷ **身上瘢痕** 春夏用大麦麸，秋冬用小麦麸，筛粉，调油涂敷患处。

❸ **小便尿血** 将麦麸炒香，以肥猪肉蘸食。

❹ **热疮，烫伤火灼** 用醋炒麦麸熨贴患处。

【面粉】

气味 甘、温、有微毒。

主治

❶ **内伤吐血** 将面粉略炒，以京墨汁或藕节汁调服二钱。

❷ **大出血**（口、耳、鼻都出血） 用白面加盐少许，冷水调服三钱。

❸泻痢　用白面一斤，炒焦黄，每天空腹服一二匙，温水送下。

❹咽喉肿痛，不能吞食　用白面和醋调匀，涂于喉外肿处。

❺乳痈不消　白面半斤，炒黄，加醋煮成糊涂敷，即消。

❻刀伤血出　用生面干敷，五至七日即愈。

❼火烧成疮　用炒面加栀子仁末，调油搽疮。

【浮麦】（水淘后浮在上面的小麦，焙干用）

气味　甘、咸，寒，无毒。

主治　益气除热，止自汗盗汗，骨蒸虚劳。

【小麦】（小麦的果实，不要使麦粒皮裂开）

气味　甘、微寒、无毒。

主治

❶老人五淋　小麦一升、通草二两，加水三升，煮取一升饮服。

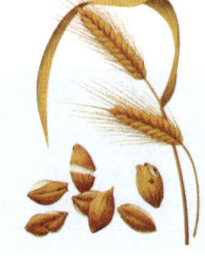

❷项下瘿气　小麦一升，在醋一升中泡过，晒干为末，加海藻（洗净，研为末）三两，和匀，每次服一匙，酒送下。一天服三次。

❸烫伤火灼　将小麦炒黑，研为末，加轻粉，调油涂伤处。勿接触冷水，以免溃烂。

❹头疮　将小麦烧存性，研为末，调油涂敷患处。

【麦粉】（即麸面、面洗筋后澄清出来浆粉）

气味　甘、凉、无毒。

主治

❶痈肿发背，无名肿毒（初发）　将陈年麦粉久炒至黄黑色，冷定后，研为末，加陈米醋调成糊，熬成黑漆状，收存瓷罐中。用时摊在纸上，剪孔贴于患处，疼痛可渐消，不久肿毒亦消，此方屡试屡验，药易得而功极显。

❷下痢　取麦粉一合，炒后以水送服，可以止痢。

【面筋】（麸与面在水中揉洗而成）

主治　煮后服用，可解热和中。

【麦苗】

主治 消酒毒，退胸膈热，利小肠。

【麦奴】（麦穗将要成熟时，上面生的黑霉）

主治 治阳毒温毒，热极发狂大渴。

【麦秆】

主治 烧灰加去疣痣、蚀恶肉药膏中用。

薏苡仁

气味 （仁、根）甘、微寒、无毒。

释名 亦名解蠡、芑实、回回米、薏珠子。

主治

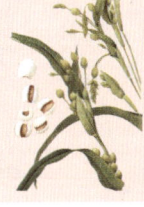

❶ **风湿身疼，日晡加剧** 麻黄三两，杏仁二十枚，甘草、薏苡仁各一两，加水四升，煮取二升，分两次服。

❷**水肿喘急** 郁李仁二两，研细，以水滤取汁，煮薏苡仁饭，一天吃两次。

❸**沙石热淋** 取薏苡仁（子、叶、根皆可）水煎热饮（夏季冷饮），以通为度。

❹**消渴** 用薏苡仁煮粥吃。

❺**肺痿咳嗽，有脓血** 薏苡仁十两，捣破，加水三升，煎取一升，以酒少许送服。

❻**痈疽不溃** 吞服薏苡仁二枚。

❼**虫牙疼痛** 将薏苡仁、桔梗生用研末，点服。

粱

❋**释名** 亦名粱就是古代的粟的粒细小而毛短，粱的粒大而毛长。粱可分为白、青、黄三种。

【白粱米】

气味 甘、微寒、无毒。

主治

❶**胃虚呕吐** 白粱米汁二合、姜汁一合，和匀服下。

❷**霍乱不止** 白粱米五合，加水一升，煮粥食。

❸ **手足生疣** 将白粱米粉炒红,和唾液涂搽患处。

【青粱米】

气味 甘、微寒、无毒。

主治

❶ **脾虚泻痢** 青粱米半升、神曲一合,每日煮粥食。

❷ **冷气心痛** 桃仁二两,去皮,加水研磨,绞取汁,倒入青粱米四合,煮粥食。

【黄粱米】

气味 甘、平、无毒。

主治

止霍乱下痢,利小便,除烦热。

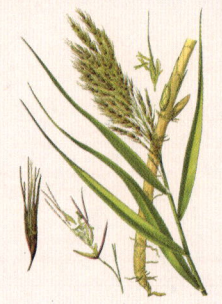

大豆

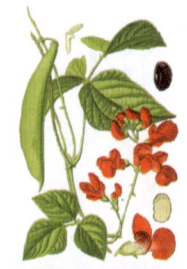

气味 （黑大豆）甘、平、无毒。

❋ 释名 亦名菽。角名荚，叶名藿，茎名萁。

主治

❶ 中风口歪 黑豆三升熬熟，至微有烟出，放入瓶中，泡酒五升。经过一天以上，服酒一升，加衣盖被令微微出汗，身润即愈。如已噤口，可加独活半斤，微微捶破同泡酒中。产后亦宜照此服药以防风气，又消结血。

❷ 热毒攻眼，红痛脸肿 黑豆一升，分作十袋，沸汤中蒸过，交替熨敷患处。

❸ 身面浮肿 黑豆一升，加水五升，煮取三升，再加酒五升，又煮取三升，分三次温服。不愈再服。

❹ 腹中痞硬 大豆半升、生姜等分，加水三升，煎取一升，一次服下。

❺ 水痢不止 大豆一升（炒过）、白术半两，共研为末。每次服三钱，米汤送下。

❻ 男子便血 黑豆一升，炒焦，研为末，热酒淋过，去豆饮酒，极效。

赤小豆

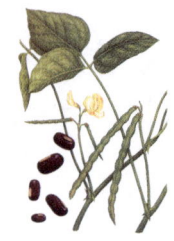

气味 甘、酸、平、无毒。

※ **释名** 亦名赤豆、红豆,叶名藿。

主治

❶ **水气肿胀** 赤小豆五合、大蒜一颗、生姜五钱、商陆根一条,一起碎破,同水煮烂,去药,空腹食豆,慢慢饮汁令尽,肿立消。

❷ **水谷痢疾** 赤小豆一合,熔蜡三两,一次服下,有效。

❸ **肠痔下血** 赤小豆三升、苦酒五升,煮熟晒干,再浸至酒尽,然后研豆为末。每次服一钱,酒送下。一天服三次。

❹ **牙齿疼痛** 用赤小豆末擦牙,吐涎,并嗅入鼻中。又方:在赤小豆末中再加铜青少许。又方:在赤小豆末中再加花硇少许。

❺ **乳汁不通** 用赤小豆煮汁饮服。

❻ **前疽初作** 用赤小豆末调水涂敷患处。

❼ **肋颊热肿** 用赤小豆和蜜涂敷患处,一夜即消。或加入芙蓉叶末更好。

❽ **丹毒如火** 用赤小豆末调鸡蛋白,随时涂敷。

绿豆

释名 亦名绿以颜色命名。

【绿豆】

气味 甘、寒、无毒。

主治

❶ 小儿丹肿　绿豆五钱、大黄二钱，共研为末，加生薄荷汁和蜜，调匀涂敷患处。

❷ 赤痢不止　大麻子水研滤汁，煮绿豆吃，极效。

❸ 消渴　用绿豆煮粥食。

❹ 痘后痈毒　绿豆、赤小豆、黑大豆等分，研为末，用醋调匀时时扫涂患处。此方名"三豆膏"。

❺ 水肿　用绿豆二合半、大附子一枚（去皮脐，切作两片），加水三碗，煮熟，临睡前空腹食豆。次日将原附子两片又各切为二，另以绿豆二合半如前煮食。第三日照第一日，第四日照第二日食豆。水从小便下，肿自消。未消可多吃几次，忌食生冷、盐、酒及毒物。

【绿豆粉】

气味 甘，凉、平、无毒。

主治

❶ **霍乱吐利** 绿豆粉、白糖各二两，新汲水调服即愈。

❷ **解砒石毒** 绿豆粉、寒水石等分，加蓝根汁调服三至五钱。

❸ **暑天痱疮** 绿豆粉二两、滑石粉一两，调匀扑患处。药中亦可加蛤粉二两。

❹ **肿毒初起** 用绿豆粉炒成黄黑色，加皂荚粉一两，醋调涂敷患处。皮破者，用油调和。

【豆皮】

气味 甘、寒、无毒。

主治

解热毒，退目翳。

【豆芽】

气味 甘、平、无毒。

主治

解酒毒、热毒。

果部

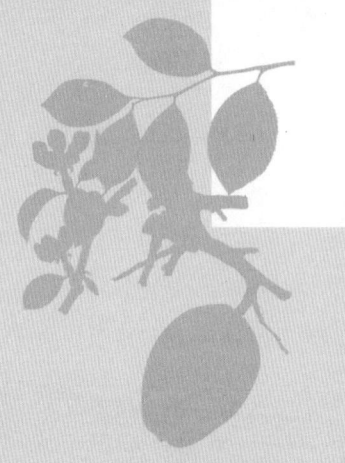

梅

气味 （生梅、青梅）酸、平、无毒；（乌梅即青梅熏黑者）酸、温、平、涩、无毒；（白梅又名盐梅、霜梅）酸、咸、平、无毒。

释名
一说梅，有媒的意思，媒可以聚合众味。所以书说：若做和羹，只能用盐梅调和味道。

主治

❶ **痈疽疮肿** 盐梅烧存性，研为末，加轻粉少许，以香调和油涂搽患处四围。

❷ **喉痹乳蛾** 用青梅二十枚、盐十二两，腌五天；另用明矾三两，桔梗、白芷、防风各二两，皂荚三十个，共研为末，拌匀梅汁和梅，收存瓶中。每取一枚，噙咽津液。凡中风痰厥，牙关不开，用此方擦牙很有效。

❸ **泻痢口渴** 用乌梅煎汤代茶喝。

❹ **赤痢腹痛** 取陈白梅同茶、蜜水各半煎服。

❺ **大便下血及久痢不止** 乌梅三两烧存性，研为末，加入醋煮的米糊丸，如梧子大。每次服二十丸，空腹以米汤送下。

杏

气味 （核仁）甘（苦）温（冷利），有小毒。

释名 亦名甜梅。

主治

❶ **咳嗽寒热** 杏仁半两，去皮尖，在童便中浸七日，取出，温水淘洗，研如泥，加童便三升煎如膏。每次服一钱，熟水送下。

❷ **上气喘急** 杏仁、桃仁各半两，去皮尖，炒研，加水调生面和成丸，如梧子大。每次服十丸，姜蜜汤送下。以微泻为度。

❸ **喘促浮肿，小便淋沥** 杏仁一两，去皮尖，熬后磨细，和米煮粥，空腹吃二合。

❹ **头面风肿** 将杏仁捣成膏，以鸡蛋黄调匀涂布上，包患处。药干又涂，不过七八次可愈。

❺ **偏风不遂，失音不语** 生吞杏仁七枚，逐日增加至四十九枚，周而复始。食后饮竹沥，直到病愈。

❻ **喉痹痰嗽** 将杏仁去皮、熬黄，取三分，加桂末一分，研泥，团起来含在口中咽汁。

❼ **喉热生疮** 治方同上。

❽ **肺病咯血** 杏仁四十个，以黄蜡炒黄，研

青黛一钱加入，捣烂，包在切开的柿饼中，外面裹以湿纸，煨熟食用。

❾ 血崩　将甜杏仁上的黄皮烧存性，研为末。每次服三钱，空腹以热酒送下。

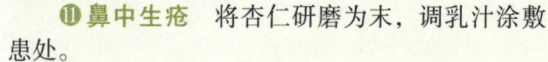

❿ 耳出脓汁　将杏仁炒黑，捣成膏，入棉裹塞入耳内。一天换药三四次。

⓫ 鼻中生疮　将杏仁研磨为末，调乳汁涂敷患处。

⓬ 虫牙　将杏仁烧存性，研烂纳入虫牙中，重者两次可见效。

⓭ 目中翳遮（但瞳子未破）　杏仁三升，去皮，用面裹作三包，放入火灰中煨熟，去面，研烂，压去油。每取一钱，加铜绿一钱，研匀点眼。

⓮ 目生弩肉（或痒或痛，渐掩瞳仁）　杏仁（去皮）二钱半、轻粉半钱，搅拌均匀，以棉包裹在筷子头上蘸药点弩肉上。又方：生杏仁七枚，去皮细嚼，吐于掌中，趁热以棉包裹筷子蘸药点弩肉上，不过四五次可见效。

⓯ 小儿脐烂成风　杏仁去皮研烂涂敷患处。

⓰ 停食不化，气满膨胀　红杏仁三百粒、巴豆二十粒，同炒至色变，去豆不用，研杏为末，橘皮汤调下。

桃

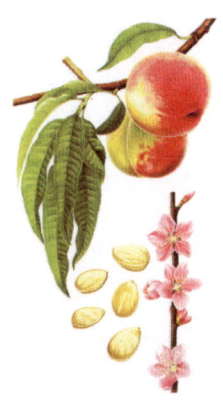

❋ 释名 桃树开花很早，容易种植而且结果实极多，所以桃字从木、兆。十亿为一兆，是说多的意思。桃枭，亦名：桃奴、枭景、神桃。桃树开花很早，容易种植而且结果实极多，所以桃字从木、兆。十亿为一兆，是说多的意思。桃枭，亦名：桃奴、枭景、神桃。

【核仁】

气味 苦、甘，平，毒。

主治

❶ **半身不遂** 桃仁二千七百枚，去皮尖及双仁，放好酒一斗三升中浸二十一天，取出晒干，捣细作成丸，如梧子大。每次服二十丸，以原酒送下。

❷ **上气咳嗽，胸满气喘** 取桃仁三两，去皮尖。加水一升研汁，和粳米二合煮粥食。

❸ **尸疰鬼疰**（即肺结核） 桃仁五十枚，研成泥，加水煮取四升，服后取吐。

❹ **崩中漏下** 将桃核烧存性，研为末，每次

服一匙，酒送下。一天服三次。

❺ **小儿聤耳** 桃仁炒后研细，以棉包裹塞耳内。

❻ **大便不快，里急后重** 桃仁三两（去皮）、吴茱萸二两、食盐一两，同炒熟，去茱萸、食盐，单取桃仁几粒细嚼。

❼ **风虫牙痛** 将桃仁烧出烟，安放在痛齿上咬住。如此五六次即愈。

【桃叶】

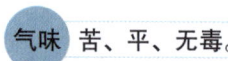气味 苦、平、无毒。

🌸 主治

❶ **二便不通** 用桃叶捣汁半升服（冬季可用桃皮代叶）。

❷ **鼻内生疮** 将桃叶嫩心捣烂塞于鼻内。无叶可用桃枝代替。

❸ **身面癣疮** 将桃叶捣汁涂搽患处。

【桃枭】（桃实在树上经冬不落者）

气味 苦、微温、有小毒。

🌸 主治

❶ **疟疾** 桃枭十四枚、巴豆七粒、黑豆一两，

研匀，加冷水调成丸，如梧子大，外裹朱砂为衣。发病日五更服一丸，水送下。服药两次可愈。此方称"家宝通神丸"。

❷ 盗汗不止　桃枭一枚，霜梅二个，葱根七个，灯芯二茎，陈皮一钱，稻根、大麦芽各一撮，加水二盅煎服。

【茎及白皮】(树皮、根皮皆可用，根皮更好)

气味　苦、平、无毒。

主治

❶ 黄疸　取筷子粗细的桃根一小把，切细，煎成浓汤，空腹一次服完。身黄散后，可经常饮清酒一杯，则眼黄易散。忌食热面、猪、鱼等物。

❷ 肺热喘急　桃树皮、芫花各二升，加水四升煮取一升。用布巾蘸取药汁温敷于胸口、四肢等处。

❸ 喉痹塞痛　用桃树皮煮汁服。

❹ 突患瘰疬　取桃树白皮贴疮上隔树皮灸十四壮，有效。

❺ 热病口疮　用桃枝煎浓汁含漱。

❻ 痔痛　将桃树根皮煎汤浸洗。

❼ 水肿尿短　桃皮三斤，去内外皮，加水二斗，煮取一斗。以汁一半泡秫米一斗，另一半泡女

曲一升，如常法酿酒。每次服一合，一天服三次，以体中有热见药效。小便多是病将愈的迹象。忌食生冷及一切毒物。

❽ **牙疼颊肿** 桃白皮、柳白皮、槐白皮各等分，煎酒热漱，冷即吐去。

【桃花】

气味 苦、平、无毒。

主治

❶ **大便艰难** 桃花研为末，水送服一匙即通。

❷ **腰脊作痛** 取桃花一斗一升，水二斗，曲六升，米六斗，如常法酿酒。每次服一升，一天服三次。

❸ **粉刺** 用桃花、朱砂各三两，共研为末。每次服一钱，空腹以水送下。一天服三次。

【桃胶】（桃树茂盛时，以刀割树皮，久则有胶溢出，采收，以桑灰汤浸泡过，晒干备用）

气味 苦、平、无毒。

主治

❶ **虚热作渴** 将弹丸大小的桃胶一块含于口

中，渴即止。

❷**石淋** 取桃胶如枣大一块，夏以冷水三合，冬以开水三合调服。一天服三次，当有石排出。石尽即停药。

❸**血淋** 桃胶（炒）、木通、石膏各一钱，加水一碗，煎取七成，饭后服。

❹**产后不痢，里急后重** 桃胶（焙干）、沉香、蒲黄（炒）各等分，研为末。每次服二钱，饭前以米汤送下。

木瓜

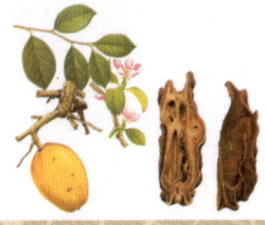

气味 酸、温、无毒。

❉**释名** 亦名柠木。

主治

❶**项强筋急，不可转侧** 木瓜二个，切下一头做盖，去瓤，填入没药二两、乳香二钱半，盖严，捆好，蒸烂，捣成膏。每用三钱，以生地黄汁半碗、酒二碗暖化温服。

❷**脚筋挛痛** 木瓜数个，加酒、水各半煮烂，捣成膏，趁热贴于痛处，外用棉花包好。一天换药三五次。

枣

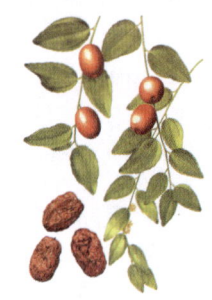

气味 甘、辛,热,无毒。

❋ **释名** 个大的叫枣,个小的叫棘,即是酸枣。

主治

❶ **调和胃气** 干枣去核,缓火烤燥,研为末,加少量生姜末,开水送服。

❷ **反胃吐食** 大枣一枚去核,加斑蝥一个(去头翅),一起煨熟,去斑蝥,空腹以开水送下。

❸ **伤寒病后**(口干咽痛、喜唾) 大枣二十枚、乌梅十枚,捣烂,炼蜜成丸,口含咽汁,甚效。

❹ **妇女脏燥**(悲伤欲哭) 大枣十枚、小麦一升、甘草二两,合并后每次取一两,水煎服。此方名"大枣汤",亦补脾气。

❺ **大便燥塞** 大枣一枚去核,加轻粉半钱入枣中,煨熟服,枣汤送下。

❻ **烦闷不眠** 大枣十四枚、葱白七根,加水三升,煮取一升,一次服下。

山楂

气味 酸、冷、无毒。

❋ 释名 亦名赤瓜子、鼠楂、猴楂、茅楂、羊梂球、棠球子、山里果。

主治

❶ **食肉不消** 山楂肉四两,水煮食,并饮其汁。

❷ **偏坠疝气** 山楂肉、茴香(炒)各一两,共研为末,制成糊丸,如梧子大。每次服一百丸,空腹以白开水送下。

❸ **老人腰痛及腿痛** 山楂、鹿茸(炙)等分,研为末,炼蜜为丸,如梧子大。每次服百丸,一天服两次。

❹ **肠风下血** 将山楂(已干)研为末,艾汤调下,甚效。

❺ **痘疹不快** 将干山楂研为末,开水送服,疹即出。又方:取山楂五个,酒煎,加水温服。

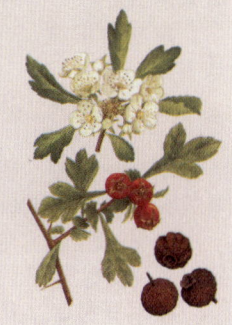

柿

【乌柿】

气味　甘、温、无毒。

主治

杀虫，疗刀伤、火伤，生肉止痛。

【烘柿】

气味　甘、寒、涩、无毒。

主治

❶ 肠风下血　将白柿烧灰，水送服二钱。

❷ 小便血淋　干柿三枚，烧存性，研为末，陈米汤送服。

❸ 热淋涩痛　干柿、灯芯等分，水煎，每日饮服。

❹ 小儿秋痢　以粳米煮粥，熟时加入干柿末，再煮沸两三次食用。

❺ 反胃吐食　干柿三枚，连蒂捣烂，酒送服，甚效。不能同时服其他药物。

❻ 痰嗽带血　将大柿饼在饭上蒸熟，切开，每用一枚掺青黛一钱，临睡前服，薄荷汤送下。

❼ 耳聋鼻塞　干柿三枚，细切，以粳米三合、

豆豉少许煮粥。每日空腹服下。

❽ 臁疮　柿霜、柿蒂等分，烧过，研末涂敷患处。甚效。

❾ 中桐油毒　吃干柿饼可解。

【柿蒂】

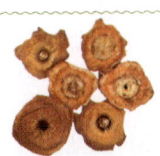

气味　涩、平。

主治

呃逆不止　柿蒂、丁香各二钱，生姜五片，水煎服。或将两药研末，开水冲服。又方：上方再加人参一钱。又方：上方再加良姜、甘草等分。又方：上方再加青皮、陈皮。

橘

【青橘皮】

气味　苦、辛、温、无毒。

主治

❶ 酒食后饱满　青橘皮一斤，分作四分：四

两用盐汤泡，四两用百沸汤泡，四两用醋泡，四两用酒泡。三日后取出，去白切丝，以盐一两炒至微焦，研为末。每次服二钱，用茶末四分，水煎温服。此方名"快膈汤"。

❷ **理脾快气** 青橘皮一斤，晒干，焙过，研为末，加甘草末一两、檀香末半两，和匀收存。每取一二钱，放少许盐，开水送服。

❸ **健胃解酒** 青皮一斤，泡去甘味，去瓤炼净，加盐五两、炙甘草六两、舶茴香四两、甜水一斗，共煮，须不断搅拌，不要让药物挨着锅底。水尽后，以慢火把药焙干，去掉甘草、茴香，只取青皮收存，每于饭后嚼服数片，有益脾胃。

❹ **疟疾寒热** 用青皮一两烧存性，研为末，发病前以温酒送服一钱，临发时再服一次。

❺ **乳癌**（乳房内有核如指头，不痛不痒，五至七年成痈，名乳癌） 青皮四钱，加水一碗半，煎取一碗，徐徐服下，一天服一次。或用酒送服亦可。

❻ **耳出汁** 青皮烧后研为末，包棉中，塞耳内。

❼ **唇燥生疮** 青皮烧后研为末，调猪油涂搽患处。

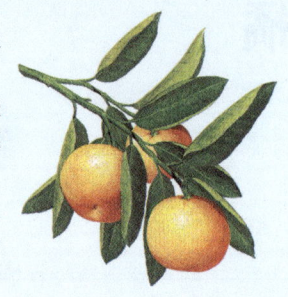

【黄橘皮】（又名红皮、陈皮）

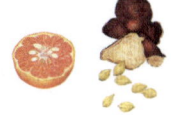

气味　辛、苦，温，无毒。

主治

❶ **湿痰停滞，咳嗽唾稠粘**　陈皮半斤，放砂锅内，下盐五钱，放水至淹没陈皮为度煮干；另用粉甘草二两，去皮蜜炙，二味共研为末，加蒸饼做成丸，如梧子大。每次服百丸，开水送下。此方名"润下丸"。

❷ **脾气不和，满壅肿满胀满**　橘皮四两、白术二两，共研为末，加酒做成丸，如梧子大。每次服三十丸，饭前以木香汤送下。一天服三次。此方名"宽中丸"。

❸ **伤寒及一切杂病**（见干呕，手足逆冷）　橘皮四两、生姜一两，加水二升，煎取一升，徐徐饮服。此方名"橘皮汤"。

❹ **霍乱吐泻**（不拘男女，但有胃气者，服之再生）　广陈皮（去白）五钱、真藿香五钱，加水二碗，煎取一碗，时时温服。

❺ **反胃吐食**　将橘皮（墙壁土炒香）研为末，每次服二钱。以生姜三片、枣肉一枚，加水二盅，煎取一盅温服。

❻ **痰膈气胀**　陈皮三钱，水煎热服。

❼ **突然失声** 橘皮半两,水煎徐饮。

❽ **经年气嗽** 橘皮、神曲、生姜(焙干)等分,研为末,蒸饼和成丸,如梧子大。每次服三五十丸,饭后、临睡前各服一次。

❾ **化食消痰** 橘皮半两微熬,研为末,水煎代茶,细细饮服。

❿ **大肠秘塞** 陈皮连白,酒煮过,焙干,研为末。每次服二钱,温酒送下。

⓫ **风痰麻木**(十指麻木,因湿痰瘀血所致) 橘红一斤,水五碗,煮烂去渣,再煮至一碗,一次服下取吐。此药是涌吐痰的圣药。如服后不吐,可加瓜蒂末。

⓬ **疟疾** 将橘皮(去白,切)在生姜自然汁中浸泡一夜,取出熬煮,再焙干研末。每次取三钱,以陈枣十枚,加水一碗,煎取半碗,于发病前送下,同时吃枣。

⓭ **产后尿闭** 陈皮一两,去白,研为末。每次服二钱,空腹以温酒送下,一服即通。

⓮ **乳痈**(未成者即散,已成者好溃,痛不可忍者可迅速止痛) 将陈橘皮泡开水中,去白,晒干,加面炒至微黄,研为末,每次服二钱,以麝香调酒送下。初发者一服见效。此方名"橘香散"。

⓯ **耳出汁** 陈皮烧后研为末,取一钱,加麝香少许,每日掺敷。此方名"立效散"。

安石榴

* **释名** 亦名若榴、丹若、金罂。

【酸石榴】

气味 酸、温、涩、无毒。

主治

❶ **肠滑久痢** 取石榴一个,煅至烟尽,出火毒一夜,研为末,再以酸榴一块煎汤送下,神效无比。此方名"黑神散"。

❷ **小便不禁** 将酸石榴烧存性,无石榴时,可用枝烧灰代替。每次取二钱,用柏白皮(切、焙)四钱,煎汤一碗,加入石榴灰再煎取八成,空腹温服。晚上再服一次。

【酸榴皮】

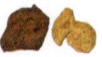

气味 酸、温、涩、无毒。

主治

❶ **赤白下痢下** 将酸榴皮炙黄为末,加枣肉或粟米饭和丸如梧子大。每次服三十丸,空腹以米汤送下。一天服三次,如觉寒滑,可加附子、赤石

脂各一倍。

❷**久痢久泻** 将陈酸榴皮焙后研为末。每次服二钱,米汤送下。有特效。

❸**疔肿恶毒** 以针刺肿毒四围,疮上盖石榴皮,四围贴一圈面,艾灸患处,以痛为度。灸后在患处撒上榴末,包裹好,隔夜能将疔根拔出。

❹**肚子生疮(黄水浸淫,痒痛溃烂)** 用酸榴皮煎汤,冷定后,每日搽洗患处,直至病愈。

【酸榴根】

主治

❶**蛔虫病** 将酸榴根一把洗净锉细,加水三升,煎取半碗,五更时温服尽,当打下虫一大团,虫患自此根绝。可食粥补养身体。

❷**女子经闭** 将酸榴根一把炙干。加水二大碗浓煎为一碗,空腹服。未通再服。

❸**赤白下痢** 治方同上。

【甘石榴】

气味 苦、酸,温,涩,无毒。

主治 咽喉燥渴,杀虫。

枇杷

气味 （叶）甘，平，无毒。（实）甘、酸，平，无毒。

释名

枇杷叶形似琵琶，故名。

主治

❶ **肺热咳嗽** 枇杷叶、木通、款冬花、紫菀、杏仁、桑白皮各等分，大黄减半，共研为末，炼蜜为丸，如樱桃大。饭后和临睡前各含化一丸，很见效。

❷ **反胃呕哕** 枇杷叶（去毛，炙）、丁香各一两，人参二两。每次取三钱，加水一碗、姜三片煎服。

❸ **鼻血不止** 将枇杷叶去毛，焙后研为末。每次服一二钱，茶送下。一天服两次。

❹ **酒渣鼻** 枇杷叶、子等分为末。每次服二钱，温酒调下。一天服三次。

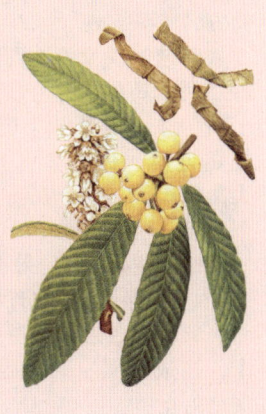

银杏

气味 （核仁）甘、苦，平，涩，无毒。

❋ 释名 亦名白果、鸭脚子。

主治

❶ **寒嗽痰喘** 白果七个煨熟，将熟艾做成七个丸子，每个白果中放入艾丸一颗，纸包再次煨香，去艾食用。

❷ **哮喘痰嗽** 白果五个、麻黄二钱半、甘草（炙）二钱，加水一杯半，煎取八分，临睡前服。此方名"鸭掌散"。

❸ **咳嗽失声** 白果仁四两、白茯苓、桑白皮各二两，乌豆半升（炒），蜜半斤，一起煮熟，晒干研为末，以乳汁半碗拌湿，九蒸九晒，做成丸，如绿豆大，每次服三五十丸，开水送下。极效。

❹ **小便频数** 白果十四个，一半生，一半煨，食之有效。

❺ **小便白浊** 生白果仁十个，擂成水服。一天服一次。病愈为止。

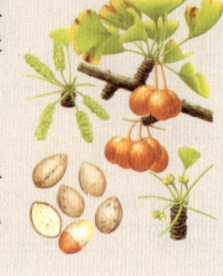

胡桃

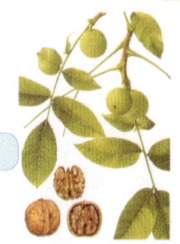

气味 （核仁）甘，平，温，无毒。

释名 亦名羌桃、核桃。

主治

❶ 肾亏溢精　胡桃肉、白茯苓各四两，附子一枚（去皮切片），与姜汁、蛤粉一起，焙干研末，炼蜜为丸，如梧子大。每次服三十丸，米汤送下。

❷ 小便频数　胡桃仁煨熟，临睡前嚼服，温酒送下。

❸ 石淋　胡桃肉一升，细米煮浆粥一升，一并服下。

❹ 痰喘咳嗽　临睡前嚼服胡桃肉三颗、生姜三片，喝几口开水，再服胡桃和生姜如上数。次日即可痰消咳止。

❺ 老人喘嗽，醒卧不得　胡桃肉（去皮）、杏仁（去皮尖）、生姜各一两，研为膏，加炼蜜少许，和丸如弹子大。临睡前嚼服一丸，姜汤送下。

❻ 多食酸物，齿不着力　细嚼胡桃仁即解。

❼ 赤痢不止　取胡桃仁、枳壳各七个，无蛀皂荚一个，新瓦上烧存性，研为细末，分作八服。临睡前一服，二更一服，五更一服，荆芥茶送下。

❽ **小肠气痛** 胡桃仁一枚，烧后研末，热酒送服。

❾ **一切痈肿**（未成脓者） 胡桃十个，煨熟去壳，加槐花一两，研末捣匀，热酒调服。

❿ **小儿头疮** 胡桃和皮，灯上烧存性盖碗中出火毒后，加轻粉少许，调生油涂敷患处，几次即愈。

杨 梅

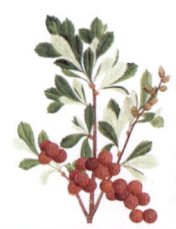

气味 （实）酸、甘，温，无毒。

❋ 释名 亦名朹。

主治

❶ **下痢不止** 杨梅烧后研为末，每次服二钱，米汤送下。一天服两次。

❷ **头痛不止** 将杨梅研为末，嗅入鼻中取嚏，有效。

❸ **一切损伤** 盐腌杨梅和核捣如泥，做成小块收存。凡遇破伤，好以小块研末涂敷，甚效。

❹ **恶疮疥癣** 用杨梅树皮及根煎汤洗患处。

❺ **牙痛** 用杨梅树皮及根煎水含漱。

龙眼

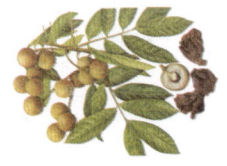

气味 （实）甘、平、无毒。

释名 亦名龙目、圆眼、益智、亚荔枝、荔枝奴、骊珠、燕卵、蜜脾、鲛泪、川弹子。

主治

思虑过度，劳伤心脾，健忘怔忡，虚烦不眠，自汗惊悸　用龙眼肉、酸枣仁（炒）、黄芪（炙）、白术（焙）、茯神各一两，木香半两、炙甘草二钱半，切细。各药配齐后，每次服五钱，加姜三片、枣一枚、水二盏，煎取一盏，温服。此方名"归脾汤"。

榧实

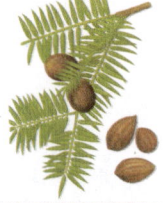

气味 （子）甘、温、有毒。

释名 亦名赤果、玉榧、玉山果。

主治

❶ **杀体内寄生虫**　榧实一百枚，去皮，炒熟

吃。胃弱的人，用量减半。

❷ **令发不落** 榧子三枚、胡桃二个、侧柏叶一两，捣烂浸雪水中，用此水梳头发。

❸ **突然吐血** 先吃蒸饼两三个，再将榧子研为末，开水送服三钱。一天服三次。

荜澄茄

气味 （实）辛、温、无毒。

释名 亦名毗陵茄子。

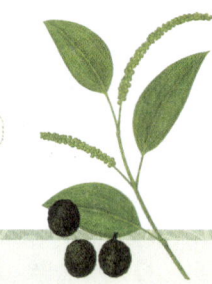

主治

❶ **脾胃虚弱** 将荜澄茄研为末，加姜汁、神曲、面糊做成丸，如梧子大。每次服七十丸，姜汤送下。一天服两次。

❷ **伤寒咳逆**（呃噫日夜不定） 荜澄茄、高良姜等分，共研为末，每次服二钱，加水六分，煮沸几次后再加醋少许服下。

❸ **反胃，吐黑水** 用荜澄茄研末，加米糊做成丸，如梧子大。每次服三四十丸，姜汤送下。愈后，再服平胃散三百贴。久病者亦可不发。

荔枝

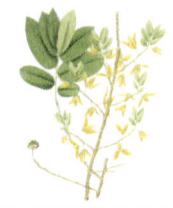

气味 甘、平、无毒。

❋ 释名
亦名离枝、丹荔。

主治

❶ **痘疮不发** 有荔枝肉浸酒，饮酒食用。忌生冷。

❷ **风牙疼痛** 荔枝连壳烧存性，研末擦牙即止。

❸ **呃送不止** 荔枝七个，连皮核烧存性，研为末，开水调下，立止。

【核】

气味 甘、平、无毒。

主治

❶ **脾痛** 将荔枝核研为末，每次服二钱，醋送下。数服即愈。

❷ **疝气** 用荔枝核（炒黑）、大茴香（炒）等分，研为末。每次服一钱，温酒送下。肾肿如斗 荔枝核、青橘皮、茴香等分，各炒过，研细，酒送服二钱，一天服三次。

槟榔

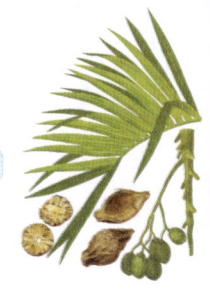

气味 苦、辛,温,涩,无毒。

※ 释名 亦名宾门、仁频、洗瘴丹。

主治

❶ **痰涎为害** 槟榔研为末,每次服一钱,开水送下。

❷ **口吐酸水** 槟榔四两、橘皮一两,共研为末,每次服一匙,空腹以生蜜汤调下。

❸ **伤寒胸闷** 槟榔、枳实等分,研为末,每次服二钱,黄连煎汤送下。

❹ **心气痛** 槟榔、高良姜各一钱半,陈米百粒,水煎服。

❺ **腰重作痛** 将槟榔研为末,酒送服一钱。

❻ **大小便秘** 槟榔研为末,蜜汤调服二钱。或以童便、葱白同煎服亦可。

❼ **小便淋痛** 槟榔用面裹好煨熟取半两、赤芍药半两,研为末每取三钱,以灯芯水煎好,空腹服下。一天服两次。

❽ **肠寄生虫** 槟榔十多枚,研为末,先以水二升半煮槟榔皮至一升,用此汤调末一匙,空腹

服。经一天，有虫排出，如未排尽，可再次服药。又方：槟榔半两，炮后研为末，每次服二钱，以葱、蜜煎汤调服。

❾ **口吻生疮** 槟榔烧后研末，加轻粉敷搽患处。

❿ **聤耳出脓** 将槟榔末吹入耳内。

秦椒

气味 （椒红）辛、温、有毒。

❀ **释名** 亦名大椒、花椒。

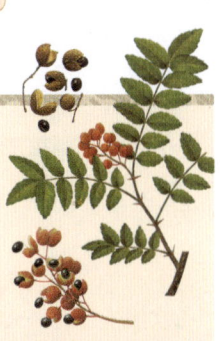

主治

❶ **饮少尿多** 秦椒、瓜蒂各二分，研为末，每次服一匙，水送下。一天服三次。

❷ **手足心肿** 椒和盐末等分，醋调匀敷肿处。

❸ **久患口疮** 取秦椒适量，捡去闭口的颗粒，然后用水清洗，再面拌匀煮为粥，空腹下，以饭压下。重者可多服几次，以愈为度。

❹ **牙齿风痛** 用秦椒煎醋含漱。

茱萸

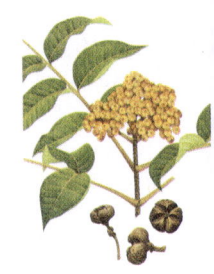

气味 辛、温、有小毒。

❋ 释名 茱萸南北方都有，但入药则以吴地所产者为好，所以称它为吴茱萸。

主治

❶ **中风**（口角偏斜，不能语言） 吴茱萸一升、姜豉三升、清酒五升，合煎沸数次，冷后每次服半升，一天服三次。微汗即愈。

❷ **全身发痒** 吴茱萸一升，加酒五升，煮取一升半，乘温擦洗，痒即停止。

❸ **冬季感寒** 用吴茱萸五钱煎汤服，以出汗为度。

❹ **呕吐、胸满、头痛** 吴茱萸一升、枣二十枚、生姜一两、人参一两，加水五升，煎取三升，每次服七合，一天服两次，此方名"吴茱萸汤"。

❺ **心腹冷痛** 吴茱萸五合，加酒三升煮沸，分三次服。

❻ **小肠疝气**（偏坠疼痛，睾丸肿硬，阴部湿痒） 吴茱萸（去梗）一斤，分作四份。四两泡酒，

四两泡醋,四两泡开水,四两泡童便。经一夜后,都取出焙干,加泽泻二两,共研为末,以酒和粉调成丸,如梧子大。每次服五十丸,空腹以盐汤或酒送下。此方名"夺命丹",亦名"星斗丸"。

❼ **妇女阴寒,久不受孕** 将吴茱萸、川椒各一升,共研为末,炼蜜为丸,如弹子大。裹棉肉纳入阴道中,令子宫开即可受孕。

❽ **胃气虚冷,口吐酸水** 将吴茱萸在开水中泡七次,取出焙干,加干姜(炮)等分,研为末。每次服一钱,热汤送下。

❾ **转筋入腹** 吴茱萸(炒)二两,加酒二碗,煎取一碗,分两次服。得泻即愈。

❿ **老人多年水泄** 吴茱萸三钱,泡过,取出,加水煎煮,放少许盐后服下。

⓫ **赤白下痢(脾胃受湿,下痢腹痛,米谷不化)** 吴茱萸、黄连、白芍药各一两,同炒为末,加蒸饼做成丸,如梧子大。每次服二三十丸,米汤送下。此方名"戊己丸"。又方:川黄连二两、吴茱萸二两(汤泡七次),同炒香,分别研为末,各与粟米饭做成丸,如梧子大,收存备用。赤痢,以甘草汤送服黄连丸三十丸;白痢,以干姜汤送服茱萸丸三十丸;赤白下痢,两丸各用十五粒,米汤送下。此方名"变通丸"。又方:吴茱萸二两、黄连二两,同炒香,各自为末。以百草霜二

两，加饭同黄连做成丸子五十丸；以白芍药末二两，加饭同茱萸做成丸，各如梧子大，收存备用。赤痢，以乌梅汤送服连霜丸；白痢，以米汤送服茱芍丸五十丸；赤白下痢，两种药丸各服二十五粒。此方名"二色丸"。

⑫ **腹中积块** 吴茱萸一升捣烂，和酒同煮，取出包软布中熨敷积块处，冷则炒热再熨。块如移动，熨也移动，直至积块消除。

⑬ **牙齿疼痛** 用吴茱萸煎酒含漱。

⑭ **老小风疹** 用吴茱萸煎酒涂搽患处。

西瓜

气味 （皮）甘、凉、无毒。

* **释名** 亦名寒瓜。

主治

❶ **口舌生疮** 将西瓜皮烧后研末，放口内含噙。

❷ **闪挫腰痛** 将西瓜青皮阴干，研为末，盐酒调服三钱。

❸ **食瓜过多** 用瓜皮煎汤饮服可解。

莲 藕

❋ 释名 其根名藕，其实为莲，其茎叶名荷。莲实亦名藕实、石莲子、水芝、泽芝。莲薏，即莲子中的青心，亦名苦薏。莲花，亦名芙蓉、芙蕖、水华。

【莲实】（莲房）

气味 甘、平而涩、无毒。

主治

❶ **小便频数** 取莲实半升，酒浸二宿，取出放入洗净的猪胃中，缝好煮熟，晒干，研为末，加醋做成丸，如梧子大。每次服五十丸，饭前以温酒送下。

❷ **白浊遗精** 莲实、龙骨、益智仁等分，研为末。每次服二钱，空腹以米汤送下。又方：莲子、白茯苓等分，研为末，开水调服。

❸ **久痢禁口** 有莲实（炒）研为末，每次服二钱，陈米汤调下。加服香连丸更好。

❹ **脾泄肠滑** 治方同上。

❺ **干呕不止** 用莲实六枚，炒成赤黄色，研为末，熟水半碗冲服。

❻ **产后咳逆，呕吐，心忡目昏** 莲实一两半、

白茯苓一两、丁香五钱,共研为末。每次服二钱,米汤送下。

❼ **双目红痛**　莲实去皮,研为末,取一碗,加粳米半斤,常煮粥吃。

❽ **反胃吐食**　将莲实研为末,加少量肉豆蔻粉,米汤调服。

【藕节】

气味　涩、平、无毒。

🌸 主治

❶ **鼻血不止**　将藕节捣汁饮服。

❷ **突然吐血**　藕节、荷节、荷蒂各七个,以蜜少许捣烂,加水二杯,煎取八成,去渣温服。

❸ **大便下血**　将藕节晒干研成末,每次服二钱,人参、白蜜煎汤调下。一天服两次。

❹ **遗精白浊**　用藕节、莲花须、莲子、芡实、山药、白茯苓、白茯神各二两,共研为末;另取金樱子两三斤,捣碎,加水一斗熬取八成,去渣,再熬成膏,把膏药和药末调匀,再调少许面做成丸,如梧子大。每次服七十丸,米汤送下。此方名"金锁玉关丸"。

❺ **鼻渊**　和藕节、川芎焙过,研为末。每次服二钱,米汤送下。

【藕】

气味 甘、平、无毒。

主治

❶ 时气烦渴　取生藕汁一碗、生蜜一合,和匀细服。

❷ 吐泻　将生藕捣汁服。

❸ 上焦痰热　藕汁、梨汁各半碗,和匀后服下。

❹ 小便热淋　生藕汁、生地黄汁、葡萄汁等分。每次服半碗,加蜜,温服。

❺ 跌打瘀血　将干藕根研为末,每次服一匙,酒送下。一天服两次。

❻ 脚冻发裂　把藕蒸熟后捣烂涂敷患处。

【莲薏】

气味 苦、寒、无毒。

主治

❶ 劳心吐血　莲薏七个、糯米二十一粒,共研为末,酒送服。

❷ 小便遗精　莲薏一撮,研为末,加朱砂一分。每次服一钱,开水送下。一天服两次。

【莲房】

气味 苦、涩,温,无毒。

主治

❶ **月经不止** 陈莲房烧存性,研为末。每次服二钱,热酒送下。此方名"瑞莲散"。

❷ **血崩不止** 莲房、荆芥穗等分,各烧存性,研为末。每次服二钱,米汤送下。

❸ **漏胎下血** 将莲房烧存性,研为末,加面糊成丸,如梧子大。每次服百丸,开水或酒送下。一天服两次。

❹ **小便血淋** 将莲房烧存性,研为末,加麝香少许。每次服二钱半,米汤调下。一天服两次。

【荷叶】

气味 苦、平、无毒。

主治

❶ **浮肿** 将败荷叶烧存性,研为末。每次服二钱,米汤调下。一天服三次。

❷ **各种痈肿** 取叶蒂不限量,煎汤淋洗患处。洗后擦干,以飞过的寒水石调猪油涂搽。

❸ **跌打损伤,恶血攻心** 将干荷叶五片烧存

性，研为末。

❹**产后恶血不尽或胎衣不下** 将荷叶炒香为末，每次服一匙，开水或童便调下。

❺**妊娠胎动（已见黄水）** 将干叶蒂炙后研为末，淘糯米水一碗调服即安。

❻**吐血不止** 取嫩荷叶七个，捣汁服。又方：干荷叶、生蒲黄等分，研为末。每次服三钱，桑白皮煎汤调下。又方：经霜败荷叶烧存性，研为末，水送服二钱。

❼**吐血、鼻血** 生荷叶、生艾叶、生柏叶、生地黄等分，捣烂，做成丸，如鸡蛋大。每取一丸，加水三碗，煮取一碗，去渣服。此方名"四生丸"。

❽**崩中下血** 荷叶（烧过，研细）半两，蒲黄、黄芩各一两，共研为末。每空腹服三钱，酒送下。

❾**赤白下痢** 荷叶烧后研细，每次服二钱。红痢用蜜水，白痢用红糖水送下。

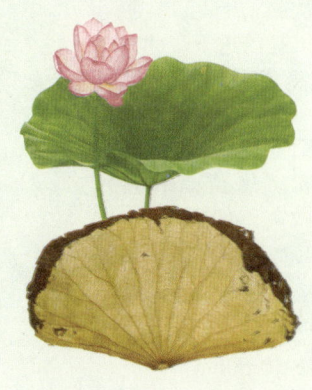

芡实

气味 甘、平、涩、无毒。

释名 亦名鸡头、雁喙、雁头、鸿头、鸡雍、卯菱、水流黄。

主治

❶ **小便频数及遗精** 秋石、白茯苓、芡实、莲子各二两，共研为末。加蒸枣做成丸，如梧子大。每次服三十丸，空腹以盐汤送下。此方名"四精丸"。

❷ **白浊** 取芡实粉、白茯苓粉，化黄蜡和蜜做丸，如梧子大。每次服百丸，盐汤送下。此方名"分清丸"。

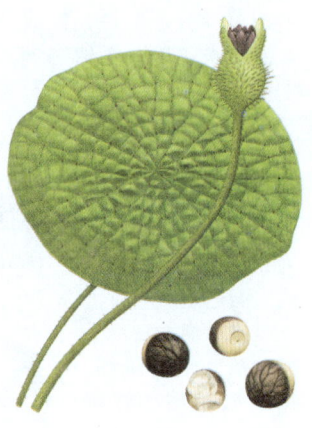

鱗部

鲮鲤

气味 咸、微寒、有毒。

❋ **释名** 亦名龙鲤、穿山甲、石鲮鱼。

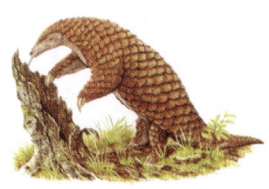

主治

❶中风瘫痪，手足不举 穿山甲（左瘫用右甲，右瘫用左甲）煅熟、大川乌头炮熟、红海蛤（如棋子大者）各二两，共研为末。每用半两同葱白同捣汁，和成厚饼，径约半寸，随病所左右贴敷脚心，捆好，静坐泡脚于热水中，等身麻汗出，急去药，手足渐能上举。半月后再照此治疗一次，可以除根。治疗期间注意饮食，避风，保养身体。

❷热疟 穿山甲一两、干枣十枚，同烧存性，研为末，每次服三钱，于发病之日黎明时，以水送服。

❸下痢里急 穿山甲、蛤粉等分，同炒过，研为末。每次服一钱，空腹以温酒送下。

❹肠痔、气痔，出脓血 穿山甲（烧存性）一两、肉豆蔻三枚，共研为末。每次服二钱，米汤送下。病重者加猬皮灰一两。

❺妇女阴肿 随病之左右取穿山甲之左右五

钱,以沙拌炒至焦黄,研为末。每次服二钱,酒送下。

❻乳汁不通 将穿山甲炮后研为末,每次服一匙,酒送下。一天服两次。外以油梳梳乳,即通。此方名"涌泉散"。

❼乳痈 治方同上。

❽肿毒初起 将穿山甲插入谷芒热灰中,炮焦研为末,取二两,加麝香少许。每次服二钱半,温酒送下。

❾便毒便痈 穿山甲半两、猪苓二钱,都经醋炙过,研为末,酒送服二钱,外用穿山甲末,和麻油、轻粉涂敷患处。仅用药末涂亦可。

❿瘰疬溃烂 穿山甲二十一片,烧后研末涂敷患处。又方:穿山甲(土炒)、斑蝥、熟艾等分,研为末,敷患处;另用乌桕叶外贴,灸四壮,甚效。

⓫聤耳出脓 穿山甲烧存性,加麝香少许,吹入耳内,三日后,水干即愈。

⓬耳鸣耳聋(突然耳聋,以及肾虚,耳内如有风水钟鼓声) 取穿山甲一大片,以蛤粉炒赤,去蛤粉,加蝎梢七个、麝香少许,共研为末取另以麻油化蜡,调末做成挺子。以棉包裹塞耳内。

⓭火眼赤痛 取穿山甲一片研为末,铺在白纸上卷成捻子,烧烟熏眼。

白花蛇

气味 (肉) 甘、咸,温,有毒。

释名

亦名蕲蛇、褰鼻蛇。

主治

❶ **风瘫、疬风、疥癣** 白花蛇肉四两(酒炙),天麻七钱半,薄荷、荆芥各二钱半,共研为末,加好酒二升、蜜四两,熬成膏。每次服一碗,酒送下。一天服三次,服后须在暖处出汗,十日后可见效。此方名"驱风膏"。除本方外,还有"世传白花蛇酒""瑞竹白花蛇酒""濒湖白花蛇酒"等,亦治各种风疾。

❷ **疬风及一切风疮** 白花蛇、乌梢蛇、土蝮蛇各一条,酒泡过,取肉晒干,加苦参头末四两,共研为末,再加皂荚一斤(切小,酒浸,去酒),一起在水中揉出浓汁,熬膏调丸,如梧子大。每次服七十丸,煎通圣散送下。一天服三次,服后吃稀饭压之。三日洗浴一次,取汗,避风。此方名"三蛇愈风丹。"

❸ **九漏瘰疬**（脖子和腋下痒痛难忍，憎寒发热） 用白花蛇在酒中泡过后取肉二两，炒干；生犀角一两二钱五分，研细；黑牵牛五钱，半生半炒；青皮五钱，各药共研为末，每取二钱，加轻粉五分，黎明时以糯米汤调服。泻下恶物，即为有效。十日一服，可绝病根。忌发物，此名"三因白花蛇散"。

蛤蚧

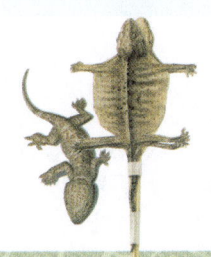

气味 咸、平、有小毒。

释名 亦名蛤蟹、仙蟾。

主治

❶ **久嗽肺痈**（肺积虚热成痈，久嗽不愈，咳出脓血，喉中气塞，胸膈噎痛） 蛤蚧、阿胶、鹿角胶、生犀角、羚羊角各二钱半，加水三升，熬半升，滤出汁，仰卧细饮。一天一次。

❷ **喘嗽面浮**（或兼有四肢浮肿） 蛤蚧（头尾全者）一雌一雄，涂上酒和蜜，炙熟，加紫人参半两，共研为末，化蜡四两，和做六饼，每煮糯米稀饭一碗，投入一饼搅化，趁热细细吞服。

乌 蛇

气味 （肉）甘、平、无毒。

释名 亦名乌梢蛇、黑花蛇。

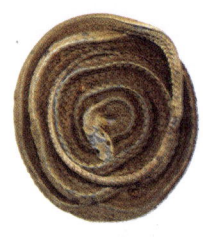

主治

❶ 大麻风 乌蛇三条蒸熟，取肉焙干，研末，加蒸饼做成丸，如米粒大。以此喂乌鸡，待食尽即杀鸡烹熟。取鸡肉焙干，研为末。每次服一钱，酒送下。或加蒸饼调丸服亦可。吃过三五只乌鸡，即愈。又方：捕大乌蛇一条，打死装入瓶子中，待烂后，加水二碗浸泡七天，去掉皮、骨，倒入糙米一升浸泡一天。取米晒干，喂白鸡一只（令鸡先饿一日）。等到羽毛脱落，即杀鸡煮吃，适量饮酒，鸡吃尽后，再用热水一盆，洗浴大半天，其病自愈。

❷ 婴儿撮口，不能吸乳 乌蛇（酒浸过，去皮、骨，炙干）半两、麝香一分，共研为末。每用半分，以荆芥汤灌下。

❸ 破伤中风（项强，身直） 白花蛇、乌蛇各取后端二寸，酒洗润，刮出肉，加全蜈蚣一条，共炙为末。每次服三钱，温酒调下。此方名"定命散"。

兽部

羊

释名 亦名羖、羝、羯。

【羊肉】

气味 苦、甘,大热,无毒。

主治

❶ **寒劳虚弱,产后心腹痛** 肥羊肉一斤,加水一斗,煮取八升,放入当归五两、黄芪八两、生姜六两,再煮取二升,分四次服下。

❷ **崩中垂死** 肥羊肉三斤,加水二斗,煮至一斗三升,再加生地黄一升,干姜、当归各三两,煮取三升。分四次服下。

❸ **壮阳益肾** 白羊肉半斤,生切,加蒜薤食用。三天吃一次。

❹ **骨蒸久冷** 羊肉一斤、山药一斤,各煮烂,研如泥,下米煮粥食。

❺ **壮胃健脾** 羊肉三斤,切小,加粱米二升同煮,下调味做粥食。

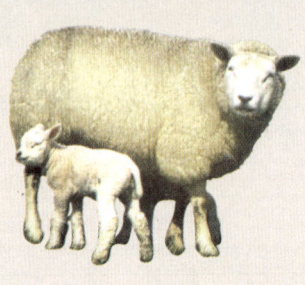

❻身面浮肿 商陆一升，水二斗，煮取一斗，去渣，加入切细的羊肉一斤，煮熟，下豉、五味调和食用。

❼损伤青肿 将新羊肉切片贴于患处。

【羊肝】

气味 苦、寒、无毒。

主治

❶目赤热痛 青羊肝一具，切小，洗净，调入味食用。

❷翳膜羞明 青羊肝一具，切小，和黄连四两做成如梧子大丸。饭后稍久，清茶送下七十丸。一天服三次，忌铁器、猪肉、冷水。

❸病后失明 青羊肝一斤，去膜切片，在新瓦上炕干，同决明子半升、蓼子一合炒为末。每次服一匙，白蜜浆送下。一天服三次，服至三剂，目可明。

❹青盲内障 白羊肝一具、黄连一两、熟地黄二两，同捣匀做成丸，如梧子大。饭后稍久，茶送下七十丸。一天服三次。

❺牙疳肿痛 羊肝一具，蘸赤石脂末随意食用。

❻休息痢（一两年间时作时止，治疗不

愈） 生羊肝一具，切丝，放陈醋中吞下。心闷即停服，不闷可再服一天，勿食他物。以姜、薤同羊肉一起吃亦可。

【羊血】

气味 咸、平、无毒。

主治

❶ **鼻血不止** 刺羊血热饮即愈。
❷ **产后血崩**（或下血不止，心闷面青，身冷欲绝） 取新鲜的羊血一碗饮服。三两次后见效。
❸ **大便下血** 将羊血煮熟拌醋吃，很有效。
❹ **胎死不出**（或死胎不下） 刺羊血热饮一小碗，极有效。

【羊脂】

气味 甘、热、无毒。

主治

❶ **下痢腹痛** 用羊脂、阿胶、蜡各二两，黍为二升，煮粥食用。
❷ **汗出不止** 用温酒频化牛、羊脂服下。
❸ **虚劳口干** 取羊脂如鸡蛋大一块、酒半升、

枣七枚，一起泡七天后取食，立愈。又方：用羊脂如鸡蛋大一块，放半斤醋中一宿，绞汁含口中。

❹**产后虚弱** 羊脂二斤、生地黄汁一斗、姜汁五升、白蜜三升，合煎如饴。每次服一杯，温酒送下。一天服三次。

❺**发背初起** 羊脂、猪脂切片，冷水泡过，贴敷患处，热则更换。

❻**小儿口疮** 用羊脂煎薏苡根涂搽患处。

【羊肾】

气味 甘、温、无毒。

主治

❶**下焦虚冷**（脚膝无力，阳痿） 将羊肾一个煮熟，和米粉六两，炼成乳粉，空腹食用。

❷**肾虚精竭** 羊肾一对，切细，放豉汁中，加五味煮米粥食。

❸**五劳七伤，阳虚无力** 羊肾一对，去脂，切小；肉苁蓉一两，酒浸一夜，去皮，和做羹汤，加葱、盐五味食用。又方（兼治腰脚疼痛）：羊肾三对、羊肉半斤、葱白一根、枸杞叶一斤，同五味煮取汁，下米煮粥吃。

❹**肾虚腰痛** 羊肾去膜，阴干为末，酒送服两匙。一天服三次。

【羊胆】

气味 苦、寒、无毒。

主治

❶ 病后失明　用羊胆汁点眼。
❷ 大便秘塞　将羊胆汁灌入直肠即通。
❸ 烂弦风眼，流泪畏光　羊胆一个，内装蜂蜜蒸过，研为膏状。每次口含少许，并点眼。一日泪止，二日肿消，三日痛止。因羊吃百草，蜂采百花，故此方名"二百味草花膏"。

【羊胃】

气味 甘、温、无毒。

主治

❶ 久病虚弱，四肢烦热，不能饮食　羊胃一具、白术一升，切小，加水二斗，煮取九升，分九次服完。一天服三次，不过三剂可见效。
❷ 补中益气　羊胃一具，装入羊肾四个，地黄三两，干姜、昆布、地骨皮各二两，白术、桂心、人参、厚朴、海藻各一两五钱，甘草、秦椒各六钱，均研为末，缝好，蒸熟。再晒干研细，每次服一匙，酒送下。
❸ 中风虚弱　羊肚一具、粳米二合，和椒、

姜、豉、葱做汤食用。

❹**胃虚消渴** 将羊胃煮烂,空腹食用。

❺**下虚尿床** 在羊胃中装满水,两头用线扎紧煮熟,空腹吃四五顿。可愈。

❻**项下瘰疬** 将羊胃烧成灰,调香油涂敷患处。

【胫骨】

气味 甘、温、无毒。

主治

❶**湿热牙疼** 羊胫骨灰二钱,白芷、当归、牙皂、青盐各一钱,共研为末,涂擦患处。

❷**筋骨挛痛** 用羊胫骨泡酒饮服。

❸**月经不断** 取羊前左腿胫骨一条,纸裹泥封,火煅赤,加棕榈灰等分。每次服一钱,温酒送下。

【羊角】

气味 咸、温、无毒。

主治

❶**气逆烦满** 羊角烧后研为末,水送服一匙。

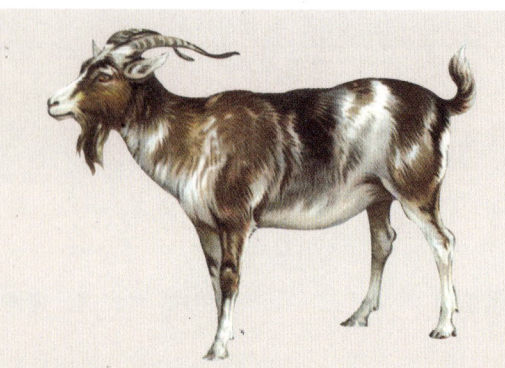

❷**吐血喘咳** 羊角（炙焦）二枚、桂末二两，共研为末，每次服一小匙，糯米汤送下。一天服三次。

❸**水泄多时** 羊角一枚，以白矾末填满，烧存性研为末。每次服二钱，水送下。

❹**跌打伤痛** 用羊角灰拌红糖水，放瓦上焙焦，研为末。每次服二钱，热酒送下。同时揉痛处。

【脊骨】

气味 甘、热、无毒。

◎ 主治

❶**肾虚腰痛** 羊脊骨一具，捶碎，同蒜、薤

煮食，并稍稍饮酒。又方：羊脊骨一具，捶碎，加肉苁蓉一两、草果五枚，和水煮汁，下葱、酱做汤饮食。

❷ **肾虚耳聋** 羊脊骨一具，炙后研细，磁石（煅，醋淬七次）、白术、黄芪、干姜（炮）、白茯苓各一两，桂三分，共研为末。每取五钱，水煎服。

❸ **小便膏淋** 将羊脊骨烧后研末，榆白皮煎汤送服二钱。

【羊屎】

气味 苦、平、无毒。

主治

❶ **心气疼痛** 山羊屎七枚、油头发一团，共烧成灰，酒送服。

❷ **时疾阴肿**（阴囊及阴茎都因热而肿痛） 用羊屎、黄檗煮汁，外洗患处。

❸ **疔疮恶肿** 青羊屎一升，在水二升中泡一段时间，煮沸，取汁一升，一次饮服。

❹ **瘰疬已破** 羊屎、杏仁各五钱，烧后研为末，调猪骨髓涂搽患处。

牛

【牛乳】

气味 甘、微寒、无毒。

主治

❶ **风热毒气** 煮过的牛乳一升、生牛乳一升,和匀,空腹服。一天服三次。

❷ **下虚消渴**(心脾有热,下焦虚冷,小便多) 常喝牛乳或羊乳,每次饮三四合。

【牛屎】(亦牛洞)

气味 甘、温、无毒。

主治

❶ **水肿溲涩** 黄牛屎一升,绞汁饮服。以小便通畅为见效。忌食盐。

❷ **湿热黄病** 将黄牛屎晒干,研为末,加面糊成丸,如梧子大。每次服七十丸,饭前后开水送下。

❸ **霍乱吐泻,四肢发冷** 黄牛屎半升,加水二升,煮沸三次,取半升饮服。

❹ **脚跟肿痛,不能着地** 用牛屎加盐炒热包裹

痛处。

❺**妊娠腰痛** 将牛屎烧成末,每次服一匙。一天服三次。

❻**小儿烂疮** 将牛屎烧成灰封涂患处。还可去除瘢痕。

❼**痈肿不合** 将牛屎烧成末,调鸡蛋白封往患处。药干即换,有特效。

❽**乳痈初起** 用牛屎和酒涂敷即消。

❾**背疮溃烂** 将陈年牛屎晒干,研为末,加百草霜调匀涂敷患处。

【黄牛肉】

气味 甘、温、无毒。

主治 安中益气,养脾胃;健强筋骨,消水肿,除湿气。

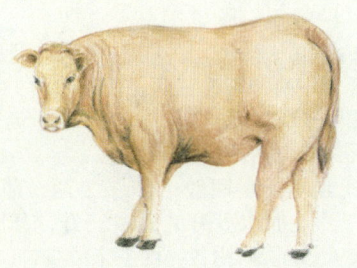

阿胶

气味 甘、平、无毒。

释名 亦名傅致胶。

主治

❶ **瘫痪偏风**（手足不遂，腰膝无力） 阿胶微微炙熟，先以水一升，煮香豉二合，去渣，以汁和入胶中，再煮沸凡次，至胶化如糖稀，一次服下。服后取葱豉粥温服（不能冷服，否则令人呕逆）。照此法服三四剂，可见效。

❷ **肺风喘促** 将透明阿胶切小，炒过，加紫苏、乌梅肉（焙、研）等分，水煎服。

❸ **老人虚秘** 阿胶（炒）二钱、葱白三根，水煎化，加蜜两匙，温服。

❹ **赤白痢疾**（肠胃气虚，冷热不调，下痢赤白，里急后重，腹痛，小便不利） 阿胶（炒过，水化成膏）一两、黄连三两、茯苓二两，共捣匀做成丸，如梧子大。每次服五十丸，粟米汤送下。一天服三次，此方名"黄连阿胶丸"。

❺ **吐血不止** 阿胶（炒）二两、蒲黄六合、生地黄三升，加水五升，煮取三升，分次服。又方：阿胶（炒）、蛤粉各一两，朱砂少许，研为末，

藕节捣汁，加蜜调匀服下。

❻ 肺损呕血　阿胶（炒）三钱、木香一钱，糯米一合半（研为末），和匀。每次服一钱，百沸汤冲下。一天服一次。

❼ 鼻血不止（口耳都流血）　用阿胶炙蒲黄半两，每取二钱，加水一碗，生地黄汁一合，煎取六成，温服。同时以布系住两乳。

❽ 月经不调　阿胶一钱，加蛤粉（炒成珠，研为末），热酒送服。

❾ 月经不断　将阿胶炒焦研为末，酒送服二钱。

❿ 妊娠下血　阿胶三两，炙为末，酒一升半煎化服下。

⓫ 妊娠胎动　香豉一升，葱一升、加水三升，煮取一升，再加入阿胶（炙过，研细）二两，化匀服下。

⓬ 多年咳嗽　阿胶（炒）、人参各二两，研细。每取三钱，加豉汤一碗、葱白少许，煎服。一天服三次。

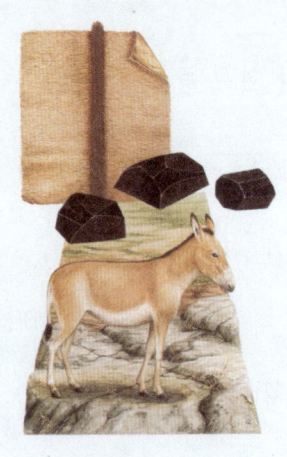

马

【马肉】

气味 辛、苦、冷,有毒。

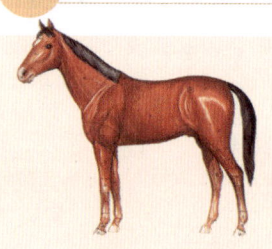

主治

除热,下气,长筋骨,强腰脊;治寒热痿痹。煮汁洗患处,治头疮白秃及豌豆疮毒。

【白马通】（白马屎）

气味 微温、无毒。

主治

❶ **吐血不止** 将白马通烧过,加水研细,绞汁一升饮服。

❷ **久痢赤白** 马通一丸,烧灰,水送服。

❸ **搅肠沙痛** 马通研汁饮服。立愈。

❹ **多年恶疮** 马通及马牙,同研烂敷于患处,数次即愈。

❺ **冻指欲堕** 马通煮水久泡冻处,即愈。

【白马尿】

气味 辛、微寒、有毒。

主治

❶ **妇女乳肿** 用马尿涂搽，立愈。
❷ **痞块心痛** 僵蚕末二钱，以白马尿调服。同时也调敷痛处。

驴

【驴肉】

气味 甘、凉、无毒。

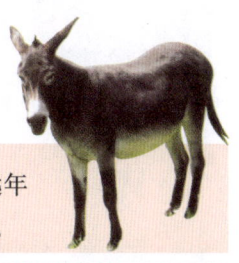

主治 补血，益气，治远年劳损。煮汁空腹饮，疗痔引虫。

【驴尿】

气味 辛、寒、有小毒。

主治 治反胃噎病，狂犬咬伤，癣痨恶疮（都是直接饮服），风虫牙痛（频频含漱）。

【骨髓】

气味 甘、温、无毒。

主治 耳聋。

【驴屎】

气味 辛、寒、有小毒。

主治

❶鼻血不止　将驴屎烧灰吹入鼻中,有效。
❷恶疮湿癣　将驴屎烧灰调油涂搽患处。
❸月经不断或血崩　将驴屎烧存性,加面粉糊成丸,如梧子大。每次服五十至七十丸,空腹以黄酒送下,极有效。

牛黄

气味 苦、平、有小毒。

释名 亦名丑宝。

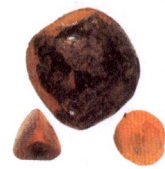

主治

❶初生胎热　取牛黄,如豆大一块,加蜜调成

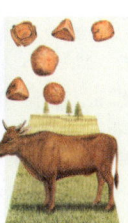

膏，用乳汁化开，频频滴入患儿口中。

❷ **小儿热惊** 取牛黄如杏仁大一块，加竹沥、姜汁各一合，调匀让患儿服下。

❸ **惊痫嚼舌** 取牛黄如豆大一块，研细，和蜜水调匀灌服。

犀

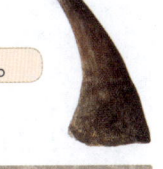

气味 （犀角）苦、酸、咸，寒，无毒。

※ **释名** 亦名兕。

主治

❶ **吐血不止** 鹅肝或鸭肝、犀角、生桔梗一两共研为末。每次服二钱，酒送下。

❷ **小儿惊痫**（嚼舌，翻眼，不知人事） 将犀角蘸水研磨，取浓汁服下，立效。服犀角末亦可。

❸ **消毒解热** 用生犀角尖，磨水取浓汁，频频饮服。

❹ **下痢鲜血** 犀角、地榆、生地黄各一两，共研为末，炼蜜丸，如弹子大。每取一丸，加水一升，煎取五保，去渣，温服。

熊

【胆】

气味　苦、寒、无毒。

主治

❶赤目障翳　取熊胆少许化开,加片脑一二片,点眼,有奇效。如发痒或流泪,可加极少量的生姜粉。

❷多年痔疮　用熊胆涂患处,有特效。

❸蛔虫病(引起心痛)　用熊胆如大豆大一块,和水服下,极效。

❹小儿惊痫抽筋　用熊胆如两个豆大一块,加竹沥溶化和匀服下。

【脂】(又名熊白,熊背上的脂肪。)

气味　甘、微寒、无毒。

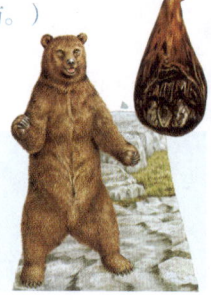

主治

❶令发长黑　熊脂、蔓荆子末等分,和匀,调醋涂搽。

❷ **白秃头癣** 用熊脂涂敷患处。
❸ **治风补虚损** 将熊脂用酒炼后服。

羚羊

气味 （羚羊角）咸、寒、无毒。

※ 释名
亦名九尾羊

主治

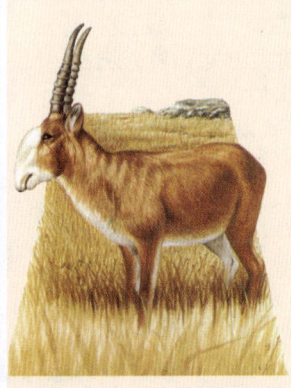

❶ **噎塞不通** 将羚羊角屑研为细末，水送服一匙。同时以角摩擦噎塞部位。

❷ **胸胁痛满** 将羚羊角烧后研为末，水送服一匙。

❸ **腹痛热满** 治方同上。

❹ **堕胎腹痛，血出不止** 将羚羊角烧灰，取三钱，豆淋酒送服。

❺ **遍身赤丹** 将羚羊角烧灰，用鸡蛋白调匀涂搽患处。

鹿

释名 亦名斑龙。

【角】

气味 咸、温、无毒。

主治

❶ **骨虚劳极**（面肿垢黑，脊痛不能久立，血气衰少，发落齿枯，喜唾） 鹿角二两、牛膝（酒浸、焙）一两半，共研为末，炼蜜为丸，如梧子大。每次服五十丸，空腹以盐酒送下。

❷ **肾虚腰痛** 鹿角屑三两，炒黄，研为末。每次服一匙，空腹以温酒送下。一天服三次。

❸ **妊娠腰痛** 取鹿角尖五寸长者，烧赤，浸一升酒中，再烧再浸数次后，研为末。每次服一匙，空腹以酒送下。

❹ **妊娠下血** 鹿角屑、当归各半两，加水三碗，煎取一碗半，一次服下。二服可愈。

❺ **胎死腹中** 鹿角屑三匙，煮葱豉汤和服，死胎立出。

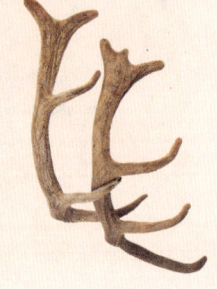

⑥ 胞衣不下　用鹿角屑三分研为末，姜汤调下。

⑦ 筋骨疼痛　鹿角烧存性，研为末。每次服一钱，酒送下。一天服两次。

⑧ 跌打损伤，血瘀骨痛　将鹿角研为末，每次服一匙，酒送下。一天服三次。

⑨ 蠼螋尿疮　将鹿角烧后研为末，苦酒调服。

⑩ 五色丹毒　将鹿角烧后研为末，调猪油涂敷。

⑪ 发背初起　将鹿角烧灰，调醋涂搽患处。

【白胶】（鹿用胶）

气味　甘、平、无毒。

主治

① 盗汗遗精　用鹿角霜（为鹿角熬胶后所存残渣）二两，生龙骨（炒）、牡蛎（煅）各一两，共研为末，加酒做成丸，如梧子大。每次服四十丸，盐汤送下。

② 虚损尿血　白胶三两，炙过，加水二升，煮取一升四合，分次服下。

③ 小便不禁，上热下寒　将鹿角霜研为细末，加酒做成丸，如梧子大。每次服三四十丸，空腹以温酒送下。

❹烫火灼疮　将白胶加水浓煎,待冷后取涂患处。

【鹿茸】

气味 甘、温、无毒。

主治

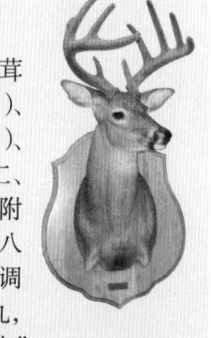

❶身体虚弱,头昏眼黑　鹿茸(酥炙或酒炙)、鹿角胶(炒成珠)、鹿角霜、阳起石(煅红,酒淬)、肉苁蓉(酒浸)、酸枣仁、柏子仁、黄芪(蜜炙)各一两,当归、黑附子(炮)、地黄(九蒸九焙)各八钱,朱砂半钱,共研为末,加酒调成丸,如梧子大。每次服五十丸,空腹以温酒送下。此方名"斑龙丸"。

❷阳痿,小便频数　嫩鹿茸一两(去毛切片),山药末一两,一同装布袋内,放入酒坛七天,取出开始饮服,每次服一杯。一天服三次。同时将酒中的鹿茸焙干,做成丸服。此方名"鹿茸酒"。

❸阴虚腰痛,不能转侧　鹿茸(炙)、菟丝子各一两,茴香半两,共研为末,以羊肾两对,酒泡后煮烂,捣如泥,和成丸,如梧子大。每次服三五十丸,温酒送下。一天服三次。

禽部

鸡

释名 亦名烛夜。

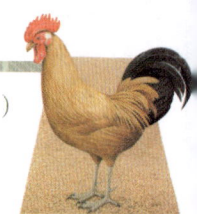

【鸡胆】（鸡金肫皮，即鸡胃的内膜）

气味 苦、微寒、无毒。

主治

❶ 沙石淋沥　干雄鸡胆半两、鸡屎白（炒）一两，研匀以温酒调服一钱。至小便通畅为止。

❷ 眼热流泪　五倍子、蔓荆子煎汤洗眼，洗后用雄鸡胆汁点眼。

【白雄鸡肉】

气味 酸、微温、无毒。

主治

❶ 精神狂乱　取白雄鸡一只，煮以五味，做成汤羹食用。突然心痛　白雄鸡一只，治洗干净，加水三升，煮至二升，去鸡，再煎至六合，加苦酒六合、珍珠一钱，煎至六合，投入麝香约两颗豆大的量。一次服完。

❷ **赤白下痢**　用白雄鸡一只做汤及馄饨吃，食前须空腹。

❸ **突然咳嗽**　白雄鸡一只，加苦酒一斗，煮取三升，分三次服，并淡食鸡。

❹ **水气浮肿**　小豆一升、雄鸡一只（治洗干净），加水三斗，煮熟食用，将汤喝完。

【鸡内金】

气味　苦、微寒、无毒。

主治

❶ **遗尿**　用鸡内金一副，和鸡肠一起煅烧，酒送服。男用雌鸡。女用雄鸡。

❷ **小便淋沥**　鸡内金五钱，阴干，烧存性，开水送服。

❸ **反胃吐食**　取鸡内金一副，烧存性，酒调服。男用雌鸡，女用雄鸡。

❹ **噤口痢疾**　鸡内金焙干，研为末，乳汁送服。

❺ **喉闭乳蛾**　将鸡内金阴干（有须洗过），烧成末，以竹管吹入喉部，蛾破即愈。

❻ **一切口疮**　将鸡内金烧灰涂敷患处。

❼ **脚胫生疮**　将鸡内金洗净贴于患处，一天更换一次，十天病愈。

【鸡屎白】

气味 微寒、无毒。

主治

❶ **心腹鼓胀,小便短涩** 冬季干鸡屎白半斤,放入新酒一斗中浸泡七天后,每次温服三杯,一天服三次。此方名"鸡尿醴"。又方:鸡屎、桃仁、大黄各一钱,水煎服。又方:将鸡屎炒后研为末,滚水淋取汁,调木香、槟榔末二钱服。又方:鸡屎、川芎等分,研为末,加酒做成丸,服适量。

❷ **一切肿胀**(肚腹、四肢肿胀,鼓胀、气胀、水胀等) 干鸡屎一升,加新酒(未过滤者)三碗,煮取一碗,滤汁饮服。不久,腹泻,接着先从脚下消肿。如水未消尽,隔日再照样治疗,另用田螺三个,滚酒煮食。再吃白粥调理身体。

❸ **食米成瘕**(好吃生米,口吐清水) 鸡屎同白米等分,合炒为末,水调服。有米形物吐出即愈。

❹ **石淋疼痛** 将鸡屎白晒至半干,炒为末,每次服一匙,酸浆送下。一天服两次。

❺ **中风寒痹** 用鸡屎白半升,炒黄,加酒三升,搅令澄清后饮服。

❻ **产后中风**(口噤,抽筋。角弓反张) 黑豆二升半,同鸡屎白一升炒熟,加入清酒一升半,再加竹沥饮服。令发汗。

❼ **牙齿疼痛** 将鸡屎白烧末，以棉包裹，放痛处咬住，即愈。

❽ **鼻血不止** 将鸡屎的白色部分烧灰吹入鼻中。

❾ **面目黄疸** 鸡屎白、小豆秫米各二分共研为末，分作三服，水送下，当有黄汁排出。

❿ **乳痈** 将鸡屎白炒过，研为末，酒送服一匙，三服可愈。

鹅

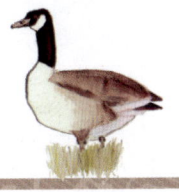

  亦名家雁、舒雁。

【白鹅油】　　气味　甘、微寒、无毒。

🌼 主治　润皮肤，消痈肿，治手足皲裂。

【胆】　　气味　甘、寒、无毒。

🌼 主治　解热毒；痔疮初起，频频涂抹，自消。

鸽

气味 （鸽屎）辛、温、微毒。

释名 亦名鹁鸽、飞奴。

主治

❶ **带下排脓** 野鸽屎一两，炒至微焦；白术、麝香各一分，赤芍药、青木香各半两，延胡索（炒赤）一两，柴胡三分，与鸽粪共研为末。每次服一钱，空腹以温酒调下，脓排尽后，可服其他药物补养身体。

❷ **蛔虫寄生** 将白鸽屎烧后研细，水送服适量。

❸ **项上瘰疬** 将鸽屎炒后研为末。加饭做成丸，如梧子大。每次服三五十丸，米汤送下。

❹ **头痒生疮** 取白鸽屎五合，加醋煮沸三次，捣烂涂敷患处。一天三次。

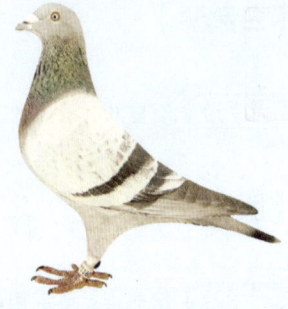

寒号虫

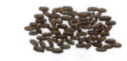
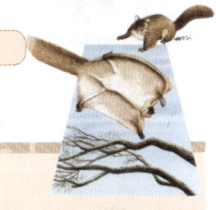

气味 （五灵脂）甘、温、无毒。

✿ 释名
亦名独春。屎名五灵脂。

主治

❶ **心腹痛及小肠疝气（包括妇女妊娠期间及产后心痛、小腹痛、血气痛等症）** 五灵脂、蒲黄等分，研末，以醋二杯调末成膏，加水一碗，煎取七成，趁热服下。痛未止，可再服。以酒代醋亦可，或有醋和药末为丸，童便和酒送服。此方名"失笑散"。

❷ **产后恶露不快，腰腹疼痛，或月经不调，久有瘀血** 取五灵脂（水淘净，炒为末）一两，以好米醋调稀，慢火熬成膏，加蒲黄末调成丸，如龙眼大。每次取一丸，用水与童便各半碗，煎取七成后温服。再服，恶露即下。如是血块或闭经可用丸药蘸酒研磨，取汁服。此方名"紫金丸"。

❸ **男子脾积气痛，女子血崩诸痛** 将水飞过的五灵脂炒干，待烟尽，研为末。每取一钱，温酒调服。此方名"灵脂散"。如将药末用酒、水童便煎服，则名"抽刀散"，治产后心腹、胁肋、腰等处疼痛。能散恶血。

❹产后血晕，不知人事　五灵脂二两，半生米炒，研为末。每次服一钱，水调下。如患处口紧闭，可拨开灌药，入喉即愈。

❺小儿蛔虫病　取五灵脂末二钱、白矾（水飞）半钱，每取一钱，加水一碗，煎取五成温服。有虫吐出即愈。

❻月经不止　将五灵脂炒干，待烟尽，研为末。每取二钱，加当归二片，投酒一碗中煎取六成，趁热服，三五次后可见效。

❼血崩　将五灵脂十两，研为末，加水五碗，煎取三碗，去渣，再煎为膏，加神曲末二两，调成丸，如梧子大。每次服十丸，空腹以温酒送下。极效。又方：将五灵脂烧后研为末，另以铁器烧红淬酒，用此酒调药服。

❽吐血呕血　五灵脂一两、芦荟三钱，共研为末，滴水做成丸，如芡子大。每次服二丸，用浆水化下。又方：治血行入胃，吐不止。五灵脂一两、黄芪半两，共研为末，水送服二钱。

❾化食消气　五灵脂一两、木香半两、巴豆四十枚（煨熟，去油），共研为末，做成糊丸，如绿豆大。每次服五丸，开水送下。

❿手足冷麻　五灵脂二两、没药一两、乳香半两、川乌头一两半（炮，去皮），共研为末，滴水做成丸，如弹子大。每用一丸，以生姜温酒磨服。

虫部

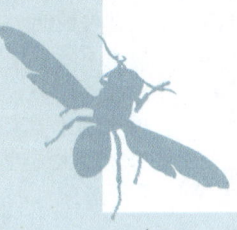

蜂蜜

气味 甘、平、无毒。

❋ **释名** 亦名蜂糖。生于岩石的蜜蜂名石蜜、石饴、岩蜜。

主治

❶ **大便不通** 用蜜二合,微微煎至饴糖状,趁热捻成挺子,长约一寸半,一端尖细。待冷却变硬后,塞入肛门,不久即可通便。
❷ **产后口渴** 取炼蜜不限量,熟水调服即止。
❸ **隐疹作痒** 取蜂蜜不限量,好酒调服。
❹ **五色丹毒** 用蜂蜜调干姜末涂敷患处。
❺ **口中生疮** 用蜂蜜浸大青叶含咽。
❻ **龟头生疮** 用蜂蜜煎甘草涂搽患处。
❼ **肛门生疮**(肛门属肺,肺热则肛门肿痛生疮) 蜂蜜一斤,调入猪胆汁一升,微火煎浓,捻成挺子,塞肛门内,令通泄即愈。
❽ **热油烫烧** 用蜂蜜涂搽患处。

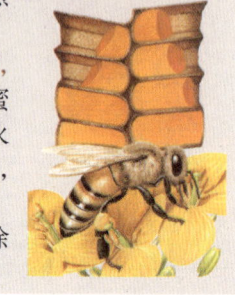

⑨ **疗肿恶毒** 将生蜜与隔年葱共研成膏状。把疗刺破涂上，半小时后，以热醋洗去。

⑩ **大风癫疮** 生姜二斤，捣取汁，拌入蜂蜜一斤，微火煎浓，收存。每日清晨服大枣一团，温酒送下，一天服三次，忌食生冷、醋、滑等物。

⑪ **脸上斑点** 用白蜜调茯苓末敷搽。

⑫ **目生珠管** 用生蜜涂目。仰卧半日再洗去。每天一次。

蜜 蜂

气味 （蜂子）甘，平、微寒，无毒。

※ **释名** 亦名蜡蜂。

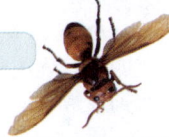

主治

大麻风（须眉脱落，皮肉已烂成疮） 蜜蜂子、胡蜂子、黄蜂子各取一分，炒过；白花蛇、乌蛇各一两，酒浸过，去皮骨，炙干；全蝎（去尾，炒）、白僵蚕（炒）各一两，地龙（去土，炒）半两，蝎虎（全用，炒）、赤足蜈蚣（全用，炒）各十五枚，朱砂一两，雄黄（醋熬）一分，片脑半钱。以上各药共研末，每次服一匙，温蜜汤调下。一天服三至五次。

露蜂房

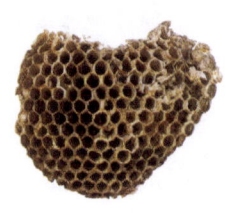

气味 苦、平、有毒。

释名 亦名蜂肠、蜂窠、百穿、紫金沙。

主治

① **小儿卒痫** 用大蜂房一枚,加水三升煮成浓汁洗浴。一天洗三四次。

② **手足风痹** 用露蜂房大者一枚、或小者三四枚,烧成灰,加独蒜一碗,百草霜一钱半,一起捣烂敷于痛处。忌食生冷、荤腥。

③ **风虫牙痛** 用露蜂房煎醋热漱。

④ **喉痹肿痛** 露蜂房灰、白僵蚕等分,研为末。每次服半钱,乳香汤送下。

⑤ **舌上出血** 紫金沙(即露蜂房顶上实处)一两、贝母四钱、芦荟三钱,共研为末,加蜜和丸,如雷丸大。每次服一丸,加水一小碗,煎取五成,温服。如吐血,则用温酒调服。

⑥ **吐血、鼻血** 治方同上。

⑦ **崩中漏下** 蜂房末三指撮,温酒服下,极效。

⑧ **小儿下痢、赤白下痢** 将蜂房烧末,水送

❾ **小儿咳嗽** 蜂房二两，洗净烧研。每次服一二分，米汤送下。

螳螂

气味 咸、甘，平，无毒。

❄ 释名
亦名桑螵蛸，拒斧、不过。其子房名螵蛸、致神、野狐鼻涕。

主治

❶ **遗精白浊，盗汗虚劳** 桑螵蛸（炙）、白龙骨等分，研为末。每次服二钱，空腹以盐汤送下。

❷ **小便不通** 桑螵蛸（炙黄）三十枚、黄芩二两，水煎，分两次服下。

❸ **妊娠遗尿不禁** 桑螵蛸十二枚，研为末，分两次服，米汤送下。

❹ **咽喉肿塞** 桑螵蛸一两，烧灰。马勃半两，研匀，炼蜜为丸，如梧子大。每次服三五丸，煎犀角汤送下。

蚕

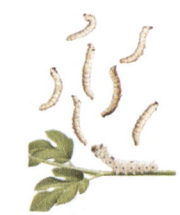

气味 咸、辛,平,无毒。

❋ 释名
自死者名白僵蚕。

🌸 主治

❶ **小儿惊风** 白僵、蝎梢等分,天雄尖、附子尖共一钱,微泡为末。每次服三分至半钱,以姜汤调灌。甚效。

❷ **风痰喘嗽,夜不能卧** 白僵蚕(炒过,研细)、好茶末各一两,共研为末。每次服五钱,临睡前以开水泡服。

❸ **喉风喉痹** 白僵蚕(炒)、明矾(半生半烧)等分,研为末。每次服一钱,自然姜汁调灌,吐出顽痰,即效。小儿服,则加少许薄荷、生姜同调。

❹ **偏正头风** 将白僵蚕研为末,葱茶调服一匙。又方:白僵蚕、高良姜等分,研为末。每次服一钱,临睡前茶送下。一天服两次。

❺ **突然头痛** 将白僵蚕研为末,每次服二钱,熟水送下。

❻ **风虫牙痛** 白僵蚕(炒)、蚕蜕纸(烧)等

分，研为末，擦痛处，片刻后用盐汤漱口。

⑦疟疾不止　白僵蚕（直者）一个，切作七段，以棉包裹为丸，朱砂为衣，时以桃李枝七寸煎汤送下。

⑧脸上黑斑　取白僵蚕末，水调涂搽患处。

⑨隐疹风疮　将白僵蚕焙后研为末，酒送服一钱。

⑩丹毒（从背上、两胁发起）　取白僵蚕十多个，与慎火草捣烂涂于患处。

⑪小儿口疮（口中通白）　将白僵蚕炒黄，拭去黄肉、毛，研为末，调蜜涂敷。立效。

⑫小儿鳞体（皮肤如蛇皮鳞甲之状，亦称胎垢、蛇体）　白僵蚕去嘴，研为末，煎汤洗浴。方中亦可加蛇蜕。

⑬项上瘰疬　将白僵蚕研为末，每次服五分，水送下。一天服三次。

⑭刀斧伤　将白僵蚕炒黄，研末，涂敷患处。

⑮乳汁不通　白僵蚕末二钱，酒送服。过一会，再服芝麻茶一碗，即通。

⑯崩中下血　白僵蚕、衣中白鱼等分，研为末，水冲服。一天服两次。

⑰妇女血崩　治方同上。

⑱吐血不止　将蚕蜕纸烧存性，调蜜做成丸，如芡实大，放口中含化咽津。

蝎

气味 甘、辛，平，有毒。

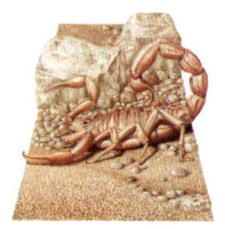

※ **释名** 亦名主簿虫、杜伯、虿尾虫。

主治

❶ **小儿脐风**（初生儿断脐后伤风湿，唇青、口撮、出白沫，不吸乳）取全蝎二十一只，酒炙为末，加麝香少许，每次服两三分，用金银煎汤调下。

❷ **慢脾惊风**（小儿久病或吐泻后生惊，转成慢脾）蝎梢一两研为末，酒调匀，填入一个挖空的石榴中，盖好，放文火上，时时搅动熬成膏。取出放冷，每次服二三分，金银薄荷汤调下。

❸ **天钓惊风，翻眼向上** 干蝎全者一只（瓦炒），好朱砂绿豆大三粒，共研为末，加饭做成丸，如绿豆大。另以朱砂少许，同酒化服一丸，立愈。

❹ **风淫湿痹**（手足不举，筋节挛疼）全蝎七只，瓦炒，加麝香三分，研匀。空腹以酒三碗调服。如不见效，可再次服药。

❺ **肾气冷痛**（肾脏虚冷，气攻脐腹，两胁疼

痛）用干蝎七钱半，焙干研为末，以酒及童便各三升，煎如稠膏，做成丸，如梧子大。每次服二十丸，酒送下。此方名"定肾丸"。

❻ **小肠疝气** 将小全蝎焙为末，每发时服一钱，加麝香一二分，温酒调服。过一会儿，再服一次，极效。

❼ **肾虚耳聋** 小蝎四十九只、生姜（如蝎大）四十九片，同炒至姜干，研为末，温酒送服。至一二更时，再服一次，醉不妨。次日耳中如闻笙簧声，即为有效。

❽ **脓耳疼痛** 蝎梢七枚，去毒，焙干，加麝香半钱，研末，挑少许入耳。昼夜三四次，以愈为度。

❾ **偏正头风** 全蝎二十一只、地龙六条、土狗三个、五倍子五钱，共研为末，酒调匀，摊贴在太阳穴上。

❿ **风牙疼痛** 全蝎三只、蜂房二钱，炒，研细，擦于痛处。

⓫ **肠风下血** 干蝎（炒）、明矾（烧）各二两，共研为末。每次服半钱，米汤送下。

⓬ **诸痔发痒** 全蝎，烧烟熏痒处，即效。

⓭ **诸疮毒肿** 全蝎七只、栀子七个，以麻油煎黑，去渣，加黄蜡化成膏涂敷患处。

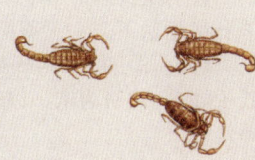

蝉蜕

气味 咸、甘,寒,无毒。

释名 亦名蝉壳、枯蝉、金牛儿。

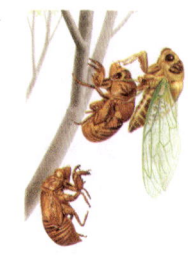

主治

❶小儿夜啼 用蝉蜕四十九只,去前截,将后截研为末,分四次服,钩藤汤调下。

❷小儿天吊(头目仰视,痰塞内热) 将蝉蜕在浆水中煮一天,晒干,研为末。每次服二三分,冷水调下。

❸小儿初生、口噤不乳 用蝉蜕十数只、全蝎(去毒)十数只,共研为末,加轻粉末少许,乳汁调匀灌下。

❹破伤风病(发热) 将蝉蜕炒后研为末,酒送服一钱,极效。

❺痘后目翳 将蝉蜕研为末,每次服一钱,羊肝煎汤送下。一天服两次。

❻聤耳出脓 将蝉蜕半两(烧存性)、麝香半钱(炒),共研为末,以棉包裹塞耳中,排出恶物,即效。

蜈 蚣

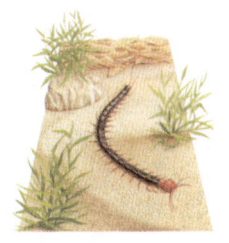

气味 辛、温、有毒。

❋ **释名** 亦名蒺藜、蝍蛆、天龙。

主治

❶ **小儿撮口**（舌上有疮，如粟米大）用生蜈蚣捣汁涂敷。

❷ **小儿急惊** 蜈蚣一条（去足），炙为末，朱砂、轻粉等分，研匀，加乳汁和成丸，如绿豆大。按病儿年龄。每岁服一丸，乳汁送下。

❸ **天吊惊风** 大蜈蚣一条，去头足，油炙，以竹刀劈为左右两半，研为末，各半加麝香五分。用时，左侧病则将药末吹入左鼻，右侧病则将药末吹入右鼻，只吹少许，不可过多。若眼未下，可再吹入少量，即止。

❹ **破伤风** 用蜈蚣研末擦牙，吐出涎沫即愈。又方：蜈蚣头、乌头尖、附子底、蝎梢等分，研为末。每用一分至三分，热酒灌服。另以药末敷患处，出汗即愈。

❺ **口眼歪斜，口内麻木** 蜈蚣三条，一条蜜炙，一条酒浸，一条纸裹火煨，都要去掉头足；天

南星一个，切作四片，一片蜜炙，一片酒浸，一片纸裹火煨，一片生用；半夏、白芷各五钱。各药一起研为末，加麝香少许。每次服一钱，热水调下。一天服一次。

❻ **蝮蛇螫伤** 用蜈蚣研末涂敷。

❼ **丹毒瘤肿** 蜈蚣一条、明矾如皂荚子大一块、雷丸一个、百部二钱，共研为末，调醋涂敷。

❽ **瘰疬溃疮** 用茶和蜈蚣二味，炙至香熟，捣筛为末，先以甘草汤洗净患处，再将药末敷上。

❾ **聤耳出脓** 将蜈蚣研末吹入耳内。

❿ **小儿秃疮** 大蜈蚣一条、盐一分，放油内浸七天，取油涂搽患处，即效。

⓫ **痔疮疼痛** 将赤足蜈蚣焙干研为末，加片脑少许，调好涂敷。又方：取蜈蚣三四条，浸入煮沸一两次的香油中，再加五倍子末两三钱，瓶封收存。在痔痛不可忍时，取油点涂，即可痛止。

⓬ **腹大如箕** 取蜈蚣三五条，酒炙过，研为末。每次服一钱，分为两份，分别装入两个开孔的鸡蛋内，搅匀，封好，煮熟食用。一天一次，连进三服可愈。

⓭ **脚肚转筋** 将蜈蚣烧为末，调猪油涂搽。

介部

水龟

释名 亦名玄衣督邮。龟甲,又名:神屋、败龟板、败将、漏天机。

【龟甲】

气味 甘、平、有毒。

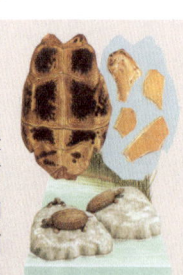

主治

❶ **阴虚血弱** 龟甲(炙熟)、地黄(九蒸九晒)、黄檗(盐水浸炒)、知母(酒炒)各四两,在石器内研为末,加猪脊髓和丸,如梧子大。每次服百丸、空腹温酒送下。又方:与上方同,但去地黄,加五味子(炒)一两。

❷ **疟疾不止** 将龟甲烧存性,研为末。每次服一匙,酒送下。

❸ **难产催生** 将龟甲烧存性,研为末,酒送服一匙。又方:治经过三五天还分娩不出以及女子交骨不开。取干龟壳一个(酥炙),妇女头发一把(烧灰),川芎、当归各一两。每取七钱水煎服。隔半小时左右,再服药一次,生胞死胎都能产下。

❹ **肿毒初起** 龟甲一个,烧后研为末,酒送

服四钱。

❺ **小儿头疮** 将龟甲烧灰涂敷。

❻ **口耳生疮** 治方同上。

❼ **臁疮朽臭** 生龟一个,取壳,醋炙黄,煅存性,出火气后,加入轻粉、麝香。先用葱汤洗净患处,再搽药。

【肉】

气味 甘、酸,温,无毒。

主治

❶ **热气湿痹,腹内急热** 将龟肉调味煮食,微泄为效。

❷ **筋骨疼痛** 乌龟一个,分作四脚,每用一脚,加天花粉、枸杞子各一钱二分,雄黄五分,麝香五分,槐花三钱,水一碗,煎服。

❸ **多年咳嗽不愈** 乌龟三个,照平常吃龟方法治净,去肠,以水五升,煮取三升,浸曲,酿秫米四升,常取饮服。

❹ **下痢及泻血** 用乌龟肉拌红糖,和椒,炙煮食用。多次服药即可制愈。

❺ **虚劳咯血** 用葱、椒、酱油煮乌龟食用。

❻ **年久痔漏** 用乌龟两三个,煮肉,加茴香、葱、酱,常吃,忌食糟、醋等热物。

鳖

释名 亦名团鱼、神守。

【鳖甲】

气味 咸、平、无毒。

主治

❶ **老疟劳疟** 鳖甲醋炙、研末，每次服一匙，酒送下。隔夜一服，清早一服，病发时一服，加雄黄少许更有效。

❷ **奔豚气痛（上冲心腹）** 鳖甲（醋炙）三两、京三棱（煨）二两、桃仁（去皮尖）四两，加醋煎成糖浆状，以瓶收存，每次服半匙，空腹以酒送下。

❸ **血瘕症癖（即肿瘤之类的病）** 鳖甲、琥珀、大黄等分，研为末，酒送服二钱。不久即排下恶血。

❹ **妇女漏下** 鳖甲（醋炙）研为末，清酒送服一匙。一天服两次。又方：干姜、鳖甲、诃黎勒皮等分，研为末，制成糊丸。每次空腹服三十丸。一天服两次。

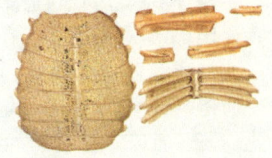

❺**妇女难产** 将鳖甲烧存性,研为末。酒送服一匙,即可产下。

❻**小儿痫疾** 将鳖甲炙后研为末。每次服一钱,乳汁送下。一天服两次,亦可炼蜜为丸服用。

❼**突然腰痛,不可俯仰** 鳖甲炙后研为末,每次服一匙,酒送下。一天两次。

❽**沙石淋病** 鳖甲醋炙后研为末。每次服一匙,酒送下。一天服三次,石出即愈。

❾**阴虚梦泄** 鳖甲烧后研为末。每用三分,和酒半碗、童尿半碗、葱白七寸同煎,去葱,下午饮服。

❿**吐血不止** 鳖甲、蛤粉各一两,同炒至色黄,加熟地黄一两半,晒干,共研为末,每次服二钱,饭后服茶送下。

⓫**痈疽不敛** 将鳖甲烧存性,研为末,搽敷患处。

【肉】

气味 甘、平、无毒。

主治

❶**痃癖气块** 蚕沙一斗、桑柴灰一斗,水淋五次,和鳖一个一起煮烂如泥,去骨,再煮成膏,捣

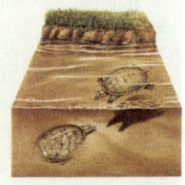

为丸，如梧子大，每次服十丸，一天服三次。

❷ **寒湿脚气，痛不可忍** 鳖二个，加水二斗，煮取一斗，去鳖取汁，再加苍耳、苍术、寻风藤各半斤，煎取七升，去渣，趁热熏患处。待药水转温，再浸洗患处。

玳瑁

气味 （甲）甘、寒、无毒。

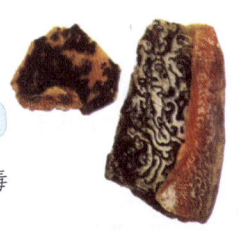

❈ 释名　玳瑁功能解毒，为毒物所昌嫉，因此得名。

主治

❶ **预解痘毒** 取生玳瑁、生犀角各磨汁一合，和匀，取半合温服。一天服三次。在痘疮流行时服用，病未发则内消，病已发则减轻。

❷ **痘疮黑陷**（乃心热血凝所致） 生玳瑁，生犀角同磨汁一合，加猪心血少许、紫草汤五匙，和匀温服。

❸ **迎风目泪**（乃心肾虚热所致） 生玳瑁、羚羊角各一两，石燕子一双，共研为末，每次服一钱，薄荷汤送下。一天服一次。

牡蛎

气味 咸,平,微寒,无毒。

释名 亦名牡蛤、蛎蛤、古贲。

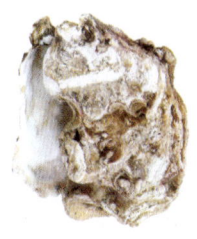

主治

❶ 心脾气痛(气实有痰的) 牡蛎煅成粉,酒送服二钱。

❷ 疟疾寒热 牡蛎粉、杜仲等分,研为末,炼蜜为丸,如梧子大。每次服五十丸,温水送下。

❸ 气虚盗汗 牡蛎粉、杜仲等分,研为末。每次服一匙,酒送下。

❹ 产后盗汗 用牡蛎粉、麦麸(炒黄)等分。每次服一钱,猪肉汤调下。

❺ 消渴饮水 用黄泥封固牡蛎,煅赤,研为末。每次服一钱,活鲫鱼煎汤调下。

❻ 百合变渴(由伤寒转成百合病,如寒无寒,如热无热,欲卧不卧,欲行不行,欲食不食,口苦,小便赤,一般服药则有吐泻,变成渴疾,久治不愈) 牡蛎(熬)二两、栝楼根二两,共研为末。每次服一匙,米汤调下。一天服三次。

❼病后常流鼻血　牡蛎十分、石膏五分，共研为末。每次服一匙，酒送下。亦可加蜜做丸服用，一天三次。

❽小便淋闭（服治血药无效者）　牡蛎粉、黄檗（炒）等分，研为末。每次服一钱，小茴香汤送下。

❾小便数多　牡蛎五两，加小便三升，煎取二升，分三次服。极效。

❿梦遗便溏　牡蛎粉，加醋做成丸，如梧子大。每次服三十丸，米汤送下。一天服两次。

⓫阴囊水肿　牡蛎煅粉二两、干姜（炮）一两，共研为末，冷水调糊敷于患处。不久，囊热如火，药干即换，至小便通畅则愈。又方：改冷水调糊为葱汁、白面同调。小儿不用干姜。

⓬月经不止　牡蛎煅过研细，加米醋揉成团，再煅再研，加米醋调艾叶末熬膏，做成丸，如梧子大。每次服四五十丸，醋汤送下。

⓭刀伤出血　用牡蛎粉涂敷患处。

⓮痈肿初起　用牡蛎粉末调水涂搽，药干即换。

⓯瘰疬　将牡蛎煅后研为末，取四两，加玄参末三两，和面糊做成丸如梧子大。每次服三十丸，酒送下。一天服三次，服尽病可除根。又方：瘰头疬不拘已破未破，用牡蛎四两、甘草一两为末。每次服一钱，饭后以茶汤调下。其效极验。

田 螺

【壳】

气味 甘、平、无毒。

主治

❶ 心脾痛　将田螺壳在松柴火上烧过,研为末,以乌沉汤、宽中散之类调服二钱,此方名"水甲散"。

❷ 小儿头疮　田螺壳烧存性,调清油涂搽患处。

❸ 小儿急惊　将多年的田螺壳烧灰。加麝香少许,水调匀,灌服。

【肉】

气味 甘、大寒、无毒。

主治

❶ 消渴饮水（日夜不止,小便频数）　取田螺五升,在水一斗中浸一夜,渴即取此水饮用。每日换水及田螺一次。用田螺煮食饮汁亦可。

❷ 肝热目赤　大田螺七个,洗净,在清水中养去泥秽。换水一升,再次浸洗,取出放碗中加盐

少许。从壳内吸自然汁点眼。

❸ 烂弦风眼　治方同上，但以铜绿代盐。

❹ 酒醉不醒　水中田螺加葱、豉，煮食饮汁，即解。

❺ 小便不通（腹胀如鼓）　田螺一个、盐半匙，生捣，敷于脐下一寸三分处，小便即通。

❻ 噤口痢　大田螺二个，捣烂，加麝香三分做饼，烘热贴脐间半日，待热气下行即思饮食。

❼ 脱肛（脱出三五寸）　大田螺两三个，在井水中养三四天，去泥，以黄连粉填入壳内。先用浓茶洗净肛门，然后用鸡毛蘸壳内药汁，扫在脱肠上，随后以软布慢慢将肠头托入。

❽ 反胃呕噎　将田螺洗净，养清水中去泥，取出晒至半干，做成丸，如梧子大。每次服三十丸，藿香汤送下。用田螺烂壳研服亦可。

❾ 水气浮肿　大田螺、大蒜、车前子等分。捣为膏，摊贴脐上，水排出，肿即消。

❿ 痔漏疼痛　用田螺一个，放入片脑一分，取汁水搽患处。搽前用冬瓜煎发洗净痔漏。又方：田螺一个，针刺破后，加入明矾末，埋一夜，取出，以螺内汁水涂患处，立能止痛。

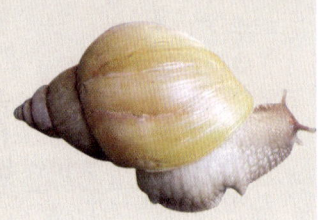

⑪**腋下狐臭**　取活田螺一个，塞入巴豆仁一粒，待壳内有汁水流出，即取出涂搽患处。照此方坚持，狐臭可以断根。

蚌

气味　（蚌粉，亦称蛤粉）咸、寒、无毒。

释名
蚌与蛤同类但形状不同。长的通称蚌，短的通称蛤。所以蚌从丰，蛤从合，都是象形的意思。

主治

❶**痰饮咳嗽**　取蛤粉在新瓦上炒红，加青黛少许，每次服二钱，淡齑水（滴入麻油数点）调服。

❷**反胃吐食**　蛤粉二钱，和生姜汁一碗捣匀，米醋调服。不效再服。

❸**痈疽赤肿**　用蛤粉调醋涂搽。药干即换。

❹**雀目、夜盲**　用蛤粉三钱，研为末，水飞过，放入一片切开的猪肝中，扎定。以第二遍淘米的水煮七分熟。另取蛤粉蘸食，以汁送下。一天一次。

❺**脚趾湿烂**　蛤粉干搽患处。极验。

石决明

气味 （壳）咸、平、无毒。

释名 亦名九孔螺。壳名千里光。

主治

❶ 畏光　石决明、黄菊花、甘草各一钱，水煎，冷却后饮服。

❷ 痘后目翳　石决明火煅，研为末，加谷精草等分，共研细，烤猪肝蘸吃。

❸ 肝虚目翳　石决明（烧成灰）、木贼（焙）等分，研为末。每取二钱，与姜、枣同用水煎，连渣服下。一天服三次。

❹ 青盲、雀目　石决明一两（烧存性）、苍术三两（去皮），共研为末。每取三钱，放入切开的猪肝中，扎定，加水煎熟，趁热熏目，待转温后，食肝饮汁。

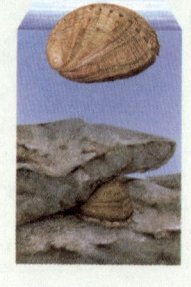

❺ 小便淋症　石决明去粗皮，研为末，水飞过。每次服二钱，熟水送下。一天服两次。如淋中有软硬物，即加朽木末五分。

海 蛤

气味 苦、咸,平,无毒。

❋ 释名 海蛤是海中各种蛤的烂壳的总称。

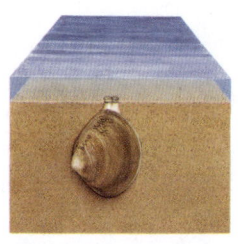

🌸 主治

❶ **水湿肿满** 海蛤、杏仁、汉防己、枣肉各二两,葶苈六两,共研为末,做成丸,如梧子大。每次服十丸,以有水排出为度。

❷ **水肿发热,小便不通** 海蛤、木通、猪苓、泽泻、滑石、黄葵子、桑白皮各一钱,灯芯三分,水煎服。一天服两次。此方名"海蛤汤"。

❸ **腹水肿大,四肢枯瘦** 海蛤(煅成粉)、防己各七钱半,葶苈、赤茯苓、桑白皮各一两,陈橘皮、郁李仁各半两,共研为末,炼蜜为丸,如梧子大。每次服五十丸,米汤送下。一天服两次。此方名"海蛤丸"。

❹ **血痢内热** 海蛤粉二钱,蜜水调服。一天服两次。

❺ **伤寒搐搦**(汗出不止,手足抽筋) 海蛤、川

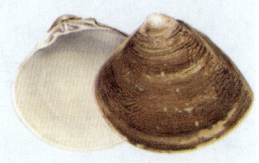

乌头各一两，穿山甲二两，共研为末，滴酒做成丸子，如弹子大。捏扁，放于足心，外以葱白包住，扎好，在热水中浸脚，浸至膝部最好。水冷则换以热水。以遍身出汗为度。每隔三天，照此方治疗一次。

贝子

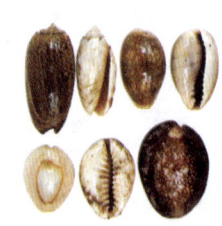

气味 咸、平、有毒。

❋ 释名
亦名贝齿、白贝。

主治

❶ **目花翳痛** 取贝子一两，烧研成粉，加片脑少许点眼。若有息肉，再加珍珠末等分。

❷ **鼻渊脓血** 贝子烧研，每次服二钱，酒送下。一天服三次。

❸ **大便不通** 贝子三个、甘遂一钱五分，共研为末，浆水调下，不久即通。

❹ **小便不通** 贝子一对，一个生用，一个烧过，共研为末，温酒送服。

❺ **下疳阴疮** 贝子三个，煅红，研为末，涂搽患处。

菜部

韭

气味 （韭）辛、微酸，温，涩，无毒。
（韭子）辛、甘，温，无毒。

释名
亦名草钟乳、起阳草。

主治

❶ **胸痹急痛**（痛如锥刺，不能俯仰，自汗）取生韭或根五斤，洗净捣汁饮服。

❷ **阴阳易病**（男子因房事不慎，引起阴部肿大，小腹绞痛，头重眼花）取鼠屎十四粒、韭根一大把，同煮沸，去渣，再煮沸二次，温服，得汗即愈，无汗可再服一剂。

❸ **喘息欲绝** 将新鲜韭菜绞汁取一升饮下。

❹ **盗汗** 韭根四十九根。加水二升，煮取一升，一次服下。

❺ **消渴** 取韭苗或炒或做汤。日食三五两，可加酱，但不可加盐。吃至十斤即见效。清明节过后，不宜此方。

❻ **痢疾** 多吃韭菜，做汤、煮粥、炒食都行。

❼ **赤白带下** 将韭根捣汁，加童便露一夜，空腹温服。

葱

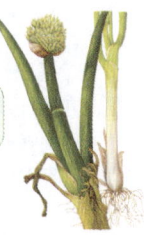

气味 （葱茎白）辛、平；（叶）温；（根须）平；都并无毒。

释名 亦名芤、菜伯、和事草、鹿胎。

主治

❶ **感冒风寒** 葱白一把、淡豆豉半合，泡汤服，取汗。

❷ **伤寒头痛** 连须葱白半斤、生姜二两，水煮，温服。

❸ **风湿身痛** 将生葱捣烂，加香油数点，水煎，调川芎、郁金末各一钱服。引吐为好。

❹ **动胎** 将葱白煮浓汁饮下，胎未死即安稳，胎已死即产出。无效再服。药中加川芎亦可。

❺ **脱阳危症**（大吐大泄之后四肢厥冷，不省人事，或在性交后小腹睾丸疼痛，冷汗出，四肢厥逆） 先以葱白炒热熨脐，后将葱白三七根捣烂，酒煮灌服，阳气即回。

❻ **突然心痛，牙关紧闭** 老葱白五根，去皮须，捣成膏状，以匙送入喉中，再灌入麻油四两，得下咽即可渐愈。

❼ **霍乱烦躁** 葱白二十根、大枣二十枚，水

三升，煎取二升，分次服。

❽**蛔虫引起心痛** 用葱茎白二寸、铅粉二钱，捣成丸服下即愈。葱能通气，粉能杀虫。

❾**小便闭胀** 用葱白三斤，锉细，炒过，分包两个布袋中，交替熨帖小腹，气透即通。

❿**大小便闭** 将葱白捣烂，调醋封小腹上，同时在封药处灸七壮。

⓫**肿毒尿闭，小便不通** 葱切段，调入麻油，煎至黑色，去葱取油，随时涂肿处。

⓬**阴囊肿痛** 取葱白、乳香捣涂患处，即时痛止肿消。

⓭**小便尿血** 葱白一把、郁金一两，加水一升，煎取二合，温服。一天服三次。

⓮**肠痔有血** 葱白三斤煮汤熏洗，立效。

⓯**痈疽肿硬** 米粉四两、葱白一两，同炒黑，研为末，调醋敷贴患处，药干即换，以肿消为度。

⓰**刀伤瘀血** 大葱白二十根、麻子三升，捣碎，加水九升，煮取一升半，一次服尽，吐出脓血即愈。如未痊愈，可再次服药。

⓱**跌打损伤** 将葱白连叶煨热，捣烂敷伤处。药冷即换。

⓲**火焰丹毒** 将生葱汁涂敷。

⓳**喉中肿疼** 将葱须阴干，研为末。每用二钱，加胆矾末一钱，和匀。取两三分吹入喉中。

薤

气味 （薤白）辛、苦，温，滑，无毒。

释名
亦名莜子、火葱、菜芝、鸿荟。

主治

❶ 胸痹（胸痛彻心，喘咳气短，喉中燥痒，寸脉沉迟，关脉弦数） 栝楼实一个、薤白半斤，加白酒七升，煮取二升，分两次服。此方名"栝楼薤白酒汤"。又方：薤白四两，半夏一合，枳实半两，生姜一两，栝楼实半个，切细，加醋煎服。

❷ 奔豚气痛 用薤白捣汁饮服。

❸ 赤白下痢 用薤白一把，同米煮粥吃。

❹ 产后诸痢 多煮食薤白，与羊肾同炒吃更好。

❺ 胎动 薤白一升、当归四两，加水五升，煮取二升，分两次服。

❻ 疥疮痛痒 煮薤叶，捣烂后涂敷患处。

❼ 咽喉肿痛 用薤根加醋，捣烂涂敷肿处。

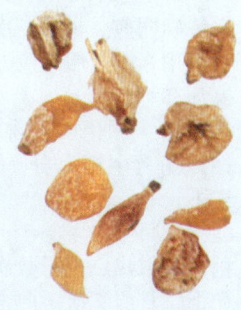

莱菔

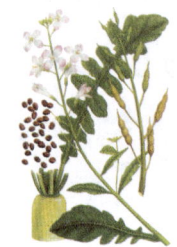

气味 （根）辛、甘；（叶）辛、苦、温，无毒。

※ 释名
亦名萝卜、紫花菘、温菘、土酥。

主治

❶ **反胃** 用蜂蜜煎萝卜细细嚼咽。

❷ **肺痿咳血** 用萝卜和羊肉或鲫鱼煮熟，频食，有效。

❸ **鼻血不止** 萝卜捣汁半碗，加酒少许，热服，并以汁注入鼻中；或先将酒煎沸，加萝卜再煎，饮服。

❹ **禁口下痢** 萝卜捣汁一小碗，加蜜一碗、水一碗同煎。早服一次，午服一次，下午三点至五点再用米汤送服阿胶丸百粒。如无萝卜，以子加水捣汁亦可。

❺ **大肠便血** 将大萝卜皮烧存性，荷叶烧存性，蒲黄生用等分，研为末。每次服一钱，米汤送下。

❻ **沙石诸淋，疼不可忍** 萝卜切片，泡蜜中，稍待即取出，炙干数次，不可过焦，细嚼后，盐汤送下，日服三次。此方名"瞑眩膏"。

生姜

气味 辛、微温、无毒。

释名 初生鲜嫩的,它的尖微带紫色,名叫紫姜。老根叫母姜。

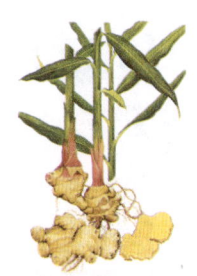

主治

❶ **疟疾寒热**(脾胃聚痰,发为寒热) 生姜四两,捣取自然汁一酒杯,露天放置一夜。发病日五更饮服即可止疟,未止再服。

❷ **寒热痰嗽** 病初起时烧姜一块含咽。

❸ **霍乱转筋,入腹欲死** 生姜三两,捣烂,加酒一升煮取三两,沸后服,同时以姜捣烂贴痛处。

❹ **胸胁满痛**(心胸、胁下、硬痛胀满) 生姜一斤,捣渣留汁,把渣炒热,包布中熨帖痛处。渣冷则加汁再次炒热,继续推熨。

❺ **大便不通** 将生姜削成二寸左右的小条,涂盐插入肛门内即可通便。

❻ **湿热发黄** 取生姜随时擦身,加茵陈蒿擦,更好。

❼ **满口烂疮** 用生姜自然汁频频漱吐;或用生姜研末搽疮亦可。

马齿苋

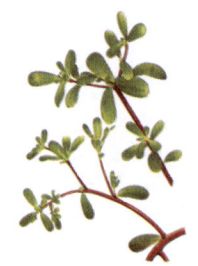

气味 酸、寒、无毒。

释名 亦名马苋、五行草、五方草、长命菜、九头狮子草。

主治

❶ **脚气浮肿,心腹胀满,小便涩少** 用马齿苋和少量粳米、酱汁煮食。

❷ **产后虚汗** 用马齿苋研汁三全服。如无新鲜者,以干者煮汁亦可。

❸ **产后血痢,小便不通,脐腹疼痛** 生马齿苋菜捣汁三合,煎沸,加蜜一合调服。

❹ **肛门肿痛** 用马齿苋叶、三叶酸草等分,煎汤熏洗。一天两次,有效。

❺ **赤白带下** 用马齿苋捣汁三合,倒入温热一两枚鸡蛋白中,乘微温一次服下。一般服两次见效。

❻ **腹中白虫** 将马齿苋煮水一碗,和盐、醋空腹食用。不久有白虫排出。

❼ **风齿肿痛** 用马齿苋一把,嚼汁浸患处,肿即消退。

莴苣

气味 （菜）苦、冷、微毒。

释名 亦名莴菜、千金菜。

主治

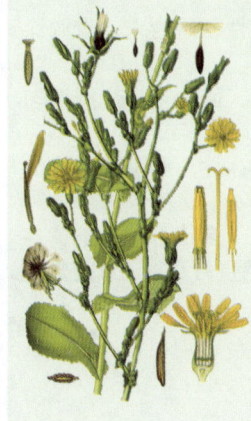

❶ **乳汁不通** 用莴苣菜煎酒服。又方：莴苣子一合、生甘草三钱，糯米、粳米各半合，煮粥频食。

❷ **小便不通** 将莴苣菜捣烂，或将莴苣子捣成饼，贴脐中即通。

❸ **百虫入耳** 将莴苣捣汁滴入耳中，虫自出。

❹ **腰部闪伤** 白莴苣子（炒）三两、白粟米（炒）一撮，乳香、没药、乌梅肉各半两，共研为末，炼蜜为丸，如弹子大。每嚼一丸，热酒送下。

❺ **阴囊肿** 莴苣子一合，捣成末，加水一碗，煮沸五次，取汁温服。

丝瓜

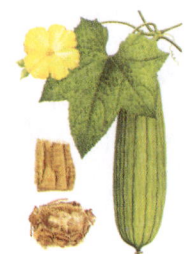

气味 瓜：甘、平、无毒。

释名 亦名天丝瓜、天罗、布瓜、蛮瓜。

主治

❶ 痘疮不快 用老丝瓜近蒂三寸，连皮烧存性，研为末，红糖水送服。

❷ 痈疽不敛，疮口很深 有丝瓜捣汁频频涂搽。

❸ 风热腮肿 丝瓜烧存性，研为末，水调涂搽患处。

❹ 坐板疮疥 丝皮焙干，研为末，烧酒调匀涂搽患处。

❺ 手足冻疮 老丝瓜烧存性，调腊猪油涂搽患处。

❻ 痔漏脱肛 丝瓜烧灰，多年石灰、雄黄各五钱，共研为末，以猪胆、鸡蛋白及香油调药敷贴患处，直至脱肠收上。

❼ 肠风下血 取霜后干丝瓜烧存性，研为末，空腹服二钱，酒送下。

金石部

白石英

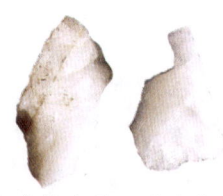

气味 甘、微温、无毒。

释名

英，亦写作瑛，玉有光的意思。现在的五种石英，都是像玉而有光泽的石。

主治

❶ **风虚冷痹，肾虚耳聋** 取磁石五两，经火煅、醋淬各五次，加白石英五两，装入绢袋，浸一升酒中，过五六天后，分次温服。酒尽，可再添酒。

❷ **惊悸善忘（上隔风热，心脏不安，宜化痰安神）** 白石英一两、朱砂一两，共研细。饭后煎金银汤送下。

❸ **石水肿坚（四肢瘦，肚子大，腹水胀如坚石）** 白石英十两，捣成豆子大，装入瓷瓶，浸酒二斗中瓶口泥封，周围以马粪和糠火烧之，常令小沸。约六小时后停火。第二天开始服用，每次服酒大半杯，一天三次。酒尽后，可再加酒如上法烧一次。

❹ **顽疮久不收口** 银朱一钱、陈年石灰五分、松香五钱、香油一两，调匀，摊在纸上敷贴患处。

灵砂

气味 甘、温、无毒。

释名 亦名二气砂。灵砂是用水银、硫黄合炼而成。

主治

❶ **伏热吐泻** 硫黄半两、水银一钱,研细,加姜汁和面糊做成丸,如小豆大。三岁小孩每次,服三丸,冷水送下。大人可服三四十丸。此方名"阴阳丸"。

❷ **脾疼反胃** 灵砂一两、蚌壳粉一两,同炒红,加丁香、胡椒各四十九粒,共研为末,再加姜汁煮过的半夏粉,糊成丸,如梧子大。每次服二十丸,姜汤送下。

❸ **冷气心痛** 灵砂三分、五灵脂一分,共研细。加稀糊做成丸,如麻子大。每次服二十丸,饭前用石菖蒲、生姜煎汤送下。

❹ **九窍出血**(因突然受惊而得,其脉必虚) 灵砂三十粒,人参煎汤送下。三服可愈。

雄黄

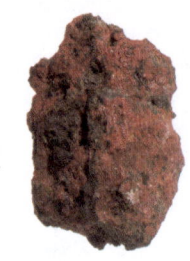

气味 苦、平、寒,有毒。

释名 亦名黄金石、石黄、熏黄。

主治

❶ 骨蒸发热(今之肺结核) 雄黄一两,加入小便一升中;另取方圆一尺的石板一块,以炭火烧热,把雄黄尿汁淋在石上,垫上薄毡,令病人脱去衣服坐在石头上,用被子把病人包裹好,勿使漏风。几次之后,病状即逐渐减轻。

❷ 伤寒咳逆 雄黄一钱、酒一杯,同煎,病人趁热嗅其气。

❸ 偏头风 雄黄、细辛等分,研细。每次取二三分吹入鼻中,左侧头痛吹入右侧,右侧头痛吹左侧。此方名"至灵散"。

❹ 腹胁痞块 雄黄、明矾各一两,共研为末,加面糊调成膏,摊纸上,贴于痞块处。贴至大便畅乃愈。

❺ 胁下痃癖(胁下觉有积聚,呼吸时常抽痛) 雄黄一两、巴豆五钱,同研细。加白面二两,滴水做成丸,如梧子大。每次服二十四丸,以开过

几次再放冷的水冲服。大便畅通,病即转好。此方名"煮黄丸"。

❻ **饮酒成癖** 用皂荚子大的雄黄六小块、巴豆(连皮油)十五粒、蝎子尾巴十五个,共研为末,加面粉五两半,滴水做成丸,如豌豆大。药丸将干时放于麸中炒香。炒后,取药丸放在水里观察,如果药丸浮在水面上就说明已制好,收存起来。病时每次服二丸,温酒送下。此方名"酒征丸"。

❼ **油癖**(特别喜欢吃油,缺油即病) 雄黄半两,研末,水调服。

❽ **症瘕积聚** 用雄黄二两,研细。水飞九次,放入新竹筒中,以蒸饼一块封住筒口,蒸七次。再用上等粉脂一两,和成丸,如绿豆大。每次服七丸,酒送下。一天服三次。

❾ **阴肿** 雄黄、明矾各二两,甘草一尺,加水五升,煮取二升,浸肿处。

❿ **食物中毒** 雄黄、青黛等分,研为末,每次服二钱,新汲水送下。

⓫ **虫毒** 雄黄、生矾等分,加蜡做成丸药,如梧子大。每次服七丸,开水送下。

⓬ **便血** 用雄黄不拘多少,放入枣内,用线捆好,煎汤。另取铅一两,熔化后倒入汤中同煮。自早至晚,不断添开水。煮毕,取出研细,做成丸,如梧子大。每次服三十丸,空腹用原有的铅汤

送下。三服血止。

⑬**暑天泻痢**　将雄黄水飞九次，放在竹筒内蒸七次，取出研末，与蒸饼混合做成丸，如梧子大。每次服七丸，甘草汤送下。一天服三次，有效。

⑭**疯狗咬伤**　雄黄五钱、麝香二钱，研细，酒送下。分两次服完。

⑮**百虫入耳**　烧雄黄熏耳，虫自出。

⑯**马汗疮**（牧马人多生这种疮，初起肿痛，后感烦热，重者可致死）　雄黄、明矾各一钱，乌梅三个，巴豆一个，合研为末，油调敷疮。

⑰**刀伤**　雄黄一粒，半豆大，放入伤口内；另取雄黄五钱，小便送服。凡刀伤感染，毒入内部者，服此药有效。

⑱**打伤发肿**　雄黄二分、密陀僧一分，共研为末，水调敷伤处。极见效。

⑲**白秃头疮**　用雄黄、猪胆汁调匀敷于患处。

⑳**眉毛脱落**　用雄黄末一两，调醋搽患处。

㉑**疔疮恶毒**　先用针刺毒疮的四边及中心，再敷上雄黄粉。

㉒**喉痹**（此即喉风。喉部不能吞咽，气闭欲死）　雄黄用新汲水研磨，取汁一盏灌下，吐出恶物即愈。

㉓**牙痛**　用雄黄和枣肉，捏成小丸，塞牙齿空洞中。

雌黄

气味 辛、平、有毒。

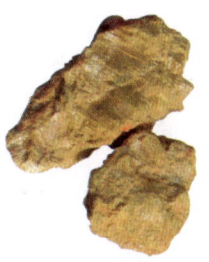

释名 雌黄生于背阳的一面,所以叫他雌黄。

主治

❶心痛吐水,不下饮食 雌黄二两、醋二斤,慢火煎取膏,加干蒸饼和丸,如梧子大。每次服七丸,姜汤送下。

❷癫痫抽筋 雌黄、炒铅丹各一两,共研为末,加麝香少许,在牛乳汁半升中熬成膏,仔细捣匀,做成丸,如麻子大。每次服三五丸,温水送下。

❸小便不禁 取雌黄一两半,研细,加干姜半两、盐四钱,同炒成黄色,合研为末,再加水和蒸饼做成丸,如绿豆大。每次服十至二十丸,空腹以盐汤送下。

❹癫疮 用雌黄粉加醋和鸡蛋黄调匀,搽疮上。

❺牛皮顽癣 用雌黄粉加水银粉,调猪油搽患处。

石膏

气味 辛、微寒、无毒。

❋ 释名
亦名细理石、寒水石。

主治

❶ **伤寒发狂** 石膏二钱、黄连一钱,共研细。甘草煎汤,晾凉送下。此方名"鹊石散"。

❷ **小儿丹毒** 用石膏粉一两调水涂搽患处。

❸ **骨蒸痨病**(外寒内热,附骨而蒸,身体消瘦,饮食无味,四肢渐细,脚背浮肿) 取石膏十两,研细,水调服。每次服一茶匙,一天两次。

❹ **肺热喘嗽** 石膏二两、炙甘草半两,共研为末,每次服三钱,生姜蜜汤送下。

❺ **痰热喘嗽** 石膏、凝水石各五钱,研细,人参汤送下。

❻ **胃火牙痛** 用石膏一两,火煅,淡酒淬过。加防风、荆芥、细辛、白芷各五分,共研细。天天擦牙,有效。

❼ **老人风热**(内热,目赤,头痛,视物模糊) 石膏三两、竹叶五十片、红糖一两、粳米三合,先以水三大碗煎石膏、竹叶,煮取二大碗,去

渣取汁，加米煮粥，调糖食用。

⑧**头风流泪，疼痛不已** 煅石膏二两、川芎二两、炙甘草半两，共研为末。每次服一钱，葱白茶汤调下。一天服两次。

⑨**头痛，心烦，流鼻血** 石膏、牡蛎各一两，研细。每次服二钱，新汲水送下。同时用水调少量药末滴鼻内。

⑩**风热性筋骨痛** 石膏三钱、面粉七钱，研细，加水调匀，放在锅里煅红。冷定后化在滚酒中，趁热服下，盖被发汗。连服药三日，病愈。

⑪**雀目夜盲**（即黄昏后不能视物） 将石膏粉一钱放在两片切得很薄的猪肝中，外用绳子捆好，在砂锅中煮熟，取出切食。每天吃一次。

⑫**湿温烦渴、多汗** 石膏、炙甘草等分，研为末，每次服两小匙，热水送下。

⑬**水泻，腹内如雷鸣** 用火煅石膏，加米饭和成丸，如梧子大，外以铅丹为衣。每次服二十丸，米汤送下。

⑭**妇女乳痛** 将石膏煅红，研细。每次服三钱，温酒送下。服药后，再喝酒至醉即安睡。如此再服药一次，即见效。

⑮**油伤火烧** 用石膏粉敷于患处。

⑯**刀伤出血** 石膏、沥青等分，研为末，扑洒伤处，不要沾水。